ヴィジュアル
Visual

栄養学テキスト

栄養教育論

第2版

編集

永井成美・赤松利恵

監修

津田謹輔
帝塚山学院大学学長・人間科学部教授

伏木　亨
甲子園大学副学長・栄養学部教授

本田佳子
女子栄養大学栄養学部教授

中山書店

監修 ──────── 津田　謹輔　帝塚山学院大学

　　　　　　　伏木　　亨　甲子園大学

　　　　　　　本田　佳子　女子栄養大学栄養学部

編集 ──────── 永井　成美　兵庫県立大学環境人間学部食環境栄養課程

　　　　　　　赤松　利恵　お茶の水女子大学基幹研究院自然科学系

執筆者（執筆順）─ 永井　成美　兵庫県立大学環境人間学部食環境栄養課程

　　　　　　　湯面百希奈　京都栄養医療専門学校

　　　　　　　赤松　利恵　お茶の水女子大学基幹研究院自然科学系

　　　　　　　新保　みさ　長野県立大学健康発達学部食健康学科

　　　　　　　玉浦　有紀　新潟県立大学人間生活学部健康栄養学科

　　　　　　　會退　友美　東京家政学院大学人間栄養学部人間栄養学科

　　　　　　　串田　　修　静岡県立大学食品栄養科学部栄養生命科学科

刊行にあたって

　近年，栄養学はますますその重要性を増しています．わが国は少子化と同時に超高齢社会を迎えていますが，健康で寿命をまっとうするには毎日の食事をおろそかにはできません．わたしたちの物質としての体は，おおよそ7年で細胞が総入れ替えになるといわれています．毎日食べているもので入れ替わっていくのです．まさに"You are what you eat."なのです．このような営みが，生まれた時から生涯を終えるまで続きます．

　胎児の栄養状態は，成人になってからの健康や疾病に大きな影響をもたらす─すなわちDOHaD（ドーハッド：Developmental Origin of Health and Diseases）という考え方が，最近注目されています．学童期には心身の健全な発達のため，また将来の生活習慣病予防のために，「食育」という栄養教育が始まっています．青年期から中年期にかけての生活リズムは，たとえば50年前と今とでは大きく変化しており，生活リズムの変化が栄養面に及ぼす影響は，近年の「時間栄養学」の進歩によって明らかにされつつあります．高齢者では，たんぱく質・エネルギー不足が注目されており，身体活動低下とともに，サルコペニアやフレイルが問題となっています．このように栄養は，ヒトの一生を通じて大変に大切なものなのです．

　このような時期にふさわしい栄養学の教科書として，このたび「Visual栄養学テキスト」シリーズを刊行いたします．栄養士・管理栄養士養成校の授業で使えるわかりやすい教科書ですが，単なる受験書ではなく，栄養学の面白さや魅力が伝わるようなテキストをめざしています．また，単なる知識ではなく，現場で役立つ観点を盛り込んだものにしたいと願っています．

　そのほかに，本シリーズの特徴として，次のようなものがあります．
① 新しい管理栄養士養成カリキュラムと国家試験ガイドラインに沿った内容．
② 冒頭にシラバスを掲載し，授業の目的や流れ，学習内容を把握できる．
③ 各章（各項目）冒頭の「学習目標」「要点整理」で，重要ポイントを明示．
④ 文章は簡潔に短く，図表を多くしてビジュアルでわかりやすくする．
⑤ サイドノート欄の「豆知識」「用語解説」「MEMO」で，理解を深められる．
⑥ シリーズキャラクター「にゅーとり君」が本文中の重要ポイントをつぶやく．
⑦ 関係法規などの参考資料はネットに掲載し，ダウンロードできるようにする．

　栄養士・管理栄養士の果たす役割は，今後もますます重要になっていくことでしょう．この新しいシリーズが，その育成に少しでも貢献できれば幸甚です．

2016年2月吉日

監修　津田謹輔・伏木　亨・本田佳子

はじめに

　本書は，管理栄養士を目指す学生が，栄養教育論の基礎から展開までを学ぶための教科書です．本書には，大きな特徴が5つあります．

　特徴の1つ目は，栄養教育論の知識やスキルの断片的な羅列にとどまらず，それらの必要性や関連性を詳細に説明した点です．栄養・食のプロフェッショナルとして国民の健康と幸福に資する人材像を想定したうえで，栄養教育の歴史を振り返り，過去と未来をつなぐ視点から内容を吟味しました．

　2つ目は，ヘルスプロモーションとエコロジカルモデルを軸として，行動変容のための理論と技法を解説した点です．個人の食行動を健康的に変容させるためには，ヘルスプロモーションの理念に基づく，個人・食環境双方への介入が必要です．その具体的な手法として，個人を取り巻く多層構造のエコロジカルモデルを用いれば，だれが，どのレベルから個人に働きかけることが可能なのかを直感的に理解することができます．

　3つ目は，栄養教育マネジメント（PDCAサイクル）や栄養カウンセリングの学修内容を，大小の集団への栄養教育，食環境づくりへと幅広く展開した点です．具体的な演習も設けており，その解答例は，卒業直後でも栄養教育に使える実践的な内容になっています．

　4つ目は，"応用栄養学"の教科書との重複を避けるために，ライフステージ別栄養教育（第6章）を，栄養教育論として学んでほしい必要最小限の内容にした点です．

　5つ目は，栄養教育に役立つ資料やツールを掲載した付録が充実している点です．その内容は，現在（東京栄養サミット2021）までの栄養教育の歴史をまとめた年表，国内外の栄養教育ツール，厚生労働省などが公表した指針やガイドラインなどです．学修内容の理解を助けるとともに，臨地実習や将来の実務でも役立つ付録となっています．

　今回の改訂版では，栄養教育マネジメント（第2章）と組織づくり・地域づくりへの展開（第5章）を中心に大幅に加筆し，資料や情報源も最新の内容に更新しました．全体的には，用語解説，コラム，図表や巻末資料を充実させ，より理解が深まる構成となりました．

　本書は，永井成美（兵庫県立大学）と赤松利恵（お茶の水女子大学）が，「今までにない教科書を，管理栄養士国家試験ガイドラインやコア・カリキュラムに基づき創る」という趣旨のもとに構成を練りました．また，會退友美（東京家政学院大学），串田　修（静岡県立大学），新保みさ（長野県立大学），玉浦有紀（新潟県立大学），湯面百希奈（京都栄養医療専門学校）（以上五十音順）という若い世代の教員が執筆に加わり，エネルギーに溢れた教科書になったと自負しています．本書で栄養教育論を学んだ皆様が，プロの管理栄養士として活躍されることを心から願っています．

2022年3月吉日

永井成美・赤松利恵

Visual栄養学テキストシリーズ
栄養教育論　第2版

目　次

Column
- アドバイスは「食事レベル」で … 7
- 予防医学の 3 段階 … 8
- バンコク憲章で示されたヘルスプロモーションの再定義 … 9
- 対象者や組織にとっての栄養教育を受ける意味 … 20
- 学習形態を理解するための用語解説 … 24
- 栄養教育の評価を行うための研究デザイン … 32
- 人を対象として得たデータの取り扱い … 34
- KAP モデル … 39
- 学習理論の歴史 … 40
- 自己効力感 (セルフ・エフィカシー) を高める方法 … 41
- 変容ステージ，自己効力感 (セルフ・エフィカシー) と誘惑 … 46
- ソーシャルサポートを上手に活用するために … 48
- 公益社団法人日本栄養士会「管理栄養士・栄養士倫理綱領」… 53
- 5As モデル … 54
- 再発防止訓練 … 55
- 論理療法の中心概念である ABC モデル … 57
- コーチング … 58
- フードデザート (食の砂漠) … 62
- 自然に健康になれる持続可能な食環境づくりの推進に向けた検討会 … 63
- ポジティブ・デビエンス・アプローチ … 66
- ナッジを活用するフレームワーク「EAST」… 70
- 高齢者の特性を踏まえた保健事業 … 103

Mini Lecture
- 授乳期の栄養教育を進めるうえで知っておきたいこと … 74
- 保育所保育指針における食育のとらえ方 … 77
- 栄養教諭の職務 … 78
- 具体的操作期と形式的操作期 … 80
- Child to Child … 81
- 思春期・青年期の栄養教育を進めるうえで知っておきたいこと … 83
- 小・中学校における特別支援学級 … 69
- 成人期や高齢期の栄養教育を進めるうえで知っておきたいこと … 90

栄養教育論　第2版　　シラバス

一般目標	●健康教育やヘルスプロモーションと栄養教育の関係を学び，栄養教育の目的と意義が説明できる. ●栄養教育の目的に応じた理論と技法について説明できる. ●対象者の社会・生活環境や健康・栄養状態の特徴を考慮し，栄養教育が展開できるようになる.

回数	学修主題	学修目標	学修項目	章
1	栄養教育の総論	●栄養教育を行うために必要な，管理栄養士としての資質を説明できる ●栄養教育の役割について説明できる ●栄養教育に関連の深い歴史について説明できる	●管理栄養士としてのプロフェッショナリズム ●栄養教育の役割 ●日本の栄養教育の歴史	1
2		●食行動の特徴をふまえ，栄養教育の定義を説明できる ●健康教育やヘルスプロモーションと栄養教育の関係を説明できる ●栄養教育の目的と意義を説明できる	●食行動の特徴 ●健康教育と栄養教育 ●食育と栄養教育 ●生態学的モデル（エコロジカルモデル）	
3	栄養教育マネジメント	●栄養教育マネジメントで用いる理論・モデルと理解する ●PDCAサイクルと各段階で行う内容を理解する ●目標の種類と目標設定の方法を理解する ●プログラムや対象者のライフステージなどに合わせた学習形態と教材を理解する ●評価の種類と方法を理解する	●栄養教育マネジメントで活用する理論・モデル 　●プリシード・プロシードモデル 　●ソーシャルマーケティング ●栄養教育マネジメントサイクル 　●計画（Plan） 　●実施（Do） 　●評価（Check） 　●見直し・改善（Act）	2
4				
5				
6				
7	行動科学の理論とモデル	●栄養教育で用いる行動科学の各理論とモデルの特徴を説明できる ●理論とモデルから派生した行動変容技法を説明できる ●行動変容技法を食行動の変容に応用できる	●個人・個人間の行動変容の理論とモデル 　●刺激−反応理論 　●社会的認知理論 　●ヘルスビリーフモデル 　●計画的行動理論 　●トランスセオレティカルモデル 　●ソーシャルサポート 　●ストレスマネジメント 　●コミュニケーション理論	3
8				
9				
10				
11	栄養カウンセリング	●栄養カウンセリングの目的は，食行動の変容であることを理解する ●管理栄養士としての倫理と態度を理解する ●カウンセリングの基礎的技法（傾聴，受容，要約，開かれた質問）を実践できる ●主な行動カウンセリング手法（認知行動療法，動機づけ面接）を説明できる	●栄養カウンセリング総論 ●カウンセリングの基礎的技法 ●認知行動療法 ●動機づけ面接	4
12				
13				
14	組織づくり・地域づくりへの展開	●食環境整備が食行動の変容に必要であることを理解する ●食物へのアクセスと情報へのアクセスについて説明できる ●集団・組織・地域にかかわる理論と概念を説明できる ●行動経済学で提唱されているナッジについて説明できる ●集団・組織・地域にかかわる理論と概念やナッジを食行動の変容に応用できる	●食環境整備 ●集団・組織・地域にかかわる理論・概念 　●グループダイナミクス 　●セルフヘルプグループ 　●エンパワメント 　●コミュニティオーガニゼーション 　●ソーシャル・キャピタル 　●イノベーション普及理論 ●行動経済学	5
15				
1	ライフステージ別の栄養教育の特徴	●各ライフステージの特徴（身体・精神的状況，価値観，社会的背景など）と栄養・健康課題を理解する ●各ライフステージの対象に適した，アセスメント内容や教材，学習形態を選択できる ●行動変容技法やマネジメントサイクルに基づき，多様な場における栄養教育を実践できる	●妊娠期（胎児期）	6
2			●授乳期（乳児期）	
3			●幼児期	
4			●学童期	
5			●思春期・青年期	
6			●成人期	
7			●高齢期	
8	栄養教育プログラム	●対象者のライフステージの特徴や環境・背景を理解し，行動科学の理論や技法を応用して，栄養教育プログラムを作成する	●栄養教育プログラムの実際	7
9			●小集団：病院における栄養教育プログラム	
10			●集団：保育園における栄養教育プログラム	
11			●食環境整備：職域における栄養教育プログラム	
12〜15			●演習（小集団／集団／食環境整備）	

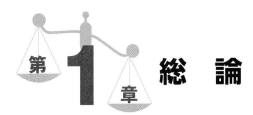
第 1 章 総 論

学修目標

- 栄養教育を行うために必要な，管理栄養士としての資質を説明できる
- 栄養教育の役割について説明できる
- 栄養教育に関連の深い歴史について説明できる
- 食行動の特徴をふまえて，栄養教育の定義を説明できる
- 健康教育やヘルスプロモーションと栄養教育，および食育と栄養教育の関係を説明できる
- 栄養教育の目的と意義を説明できる

要点整理

- ✓ 管理栄養士は，「人々の健康と幸福に貢献する栄養の専門職（プロフェッショナル）」であり，栄養士法により，免許を持って「栄養の指導」を行う権限を与えられている．
- ✓ 職業倫理として，「栄養の指導」は科学的根拠に裏づけられかつ高度な技術をもって行うこと，相手の人権・人格を尊重し良心と愛情をもって接すること，「栄養の指導」についてよく説明し信頼を得ること，法律を守ること，生涯研鑽し続けること，人格を高めることなどが求められている．
- ✓ 栄養教育のはじまりは，国民の栄養不良解消を目的とするものであった．栄養状態改善後は，生活習慣病の予防，健康寿命の延伸，生涯にわたる食育などへ，目的と内容が変化・多様化している．
- ✓ 食環境が複雑化した現代では，非常に多くの食品や情報が入手可能となっており，栄養教育（食事・情報面からのサポートや食環境整備）の必要性がいっそう高まっている．
- ✓ 人間の食行動には，食べ物（対象物）の数だけ行動パターンがあり，複雑・多様である．また「やめる」という行動が少ないという特徴がある．
- ✓ 健康教育とは，人々が健康につながる行動を自発的に行えるよう，学習機会を組み合わせて支援することである．
- ✓ ヘルスプロモーションとは，人々が自らの健康をコントロールし改善できるようにするプロセスのことであり，行動変容を目的とした教育的な働きかけ（健康教育）と，健康のための環境整備を重視している．
- ✓ 栄養教育もヘルスプロモーションで行われる健康教育の一部であり，栄養教育のゴールは，人々のQOL（生活の質）の向上である．栄養教育とは，それを実現する資源である健康を維持・増進するために，望ましい栄養状態や食物摂取，食行動ができるように，行動科学や教育学をふまえて人々を支援する活動のことである．

1 栄養教育論とは

1 管理栄養士としてのプロフェッショナリズムと栄養教育

管理栄養士としてのプロフェッショナリズム

- 管理栄養士は，「人々の健康と幸福に貢献する栄養の専門職（**プロフェッショナル**）」である．
- プロフェッショナリズムとは，職業に対するプロ意識のことである．管理栄養士には，「豊かな人間性，生命への尊厳や職業に対する倫理観を備え，幅広い教養を有し，栄養の専門職としての使命感と責任感をもって職務を遂行する」ことが求められてい

豆知識

プロフェッショナルとは，特定の領域で高度な専門的知識と技能をもつ，いわゆる「専門家」であり，専門性の高い職業に就き，依頼を受けて仕事を行う人のことである．

栄養士法第1条②	実際の仕事の例
この法律で管理栄養士とは，厚生労働大臣の免許を受けて， (A) 管理栄養士の名称を用いて，傷病者に対する療養のため必要な栄養の指導， (B) 個人の身体の状況，栄養状態等に応じた高度の専門的知識及び技術を要する健康の保持増進のための栄養の指導並びに	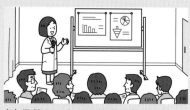 (A) 病院の管理栄養士として，患者に栄養指導をする　(B) 保健センターの管理栄養士として，住民に栄養教室を行う
(C) 特定多数人に対して継続的に食事を供給する施設における利用者の身体の状況，栄養状態，利用の状況等に応じた特別の配慮を必要とする給食管理及び (D) これらの施設に対する栄養改善上必要な指導等 を行うことを業とする者をいう	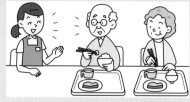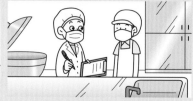 (C) 特別養護老人ホームの管理栄養士として，利用者の栄養・身体状態などに応じた食事を提供する　(D) 保健所の管理栄養士（栄養指導員）として，給食施設への指導を行う

❶ 管理栄養士の業務および仕事の例

る（日本栄養改善学会，管理栄養士養成のための栄養学教育モデル・コア・カリキュラム，2019年より）．

管理栄養士の業務

● 行う業務は，栄養士法により定められている（❶）．

管理栄養士の職業倫理

● 本書では，「栄養の指導」と栄養教育を，ほぼ同じ意味の用語として扱っている．

● 栄養教育には，対象への教育と食環境整備が含まれる．

● 栄養士法で定められている「栄養の指導」には「給食施設への栄養改善上必要な指導」も含まれている（❶）．このことは「栄養の指導」には，個人・集団への教育のみでなく，給食を提供する施設の改善を通じた食環境整備も含んでいることになる．

● 管理栄養士は，国家資格（免許）により「栄養の指導」を実践する権限を与えられている．それゆえ，自らを律し，法律を遵守すること，職業倫理をもつことが求められる．

● 管理栄養士の職業倫理は，日本栄養士会による「管理栄養士・栄養士倫理綱領」（平成26年3月改訂）として，以下のように制定されている．

● **使命**：保健，医療，福祉及び教育等の分野において（中略），科学的根拠に裏づけられかつ高度な技術をもって行う「栄養の指導」を実践し，公衆衛生の向上に尽くす．

● **職務**：人びとの人権・人格を尊重し，良心と愛情をもって接するとともに，「栄養の指導」についてよく説明し，信頼を得るように努める．また，互いに尊敬し，同僚及び他の関係者とともに協働してすべての人びとのニーズに応える．

● **職能**：（前略）法規範の遵守及び法秩序の形成に努め，常に自らを律し，職能の発揮に努める．また，生涯にわたり高い知識と技術の水準を維持・向上するよう積極的に研鑽し，人格を高める．

管理栄養士が行う栄養教育 （❷）

● 社会に暮らす，さまざまなライフステージ，ライフスタイルの個人または集団（健康な人だけでなく病気や障がいのある人を含む）を対象とする．

● アセスメントにより栄養・食の優先課題を決定し，効果的な栄養教育プログラムを計画する．さらに他職種や関連機関と連携・協働しながら教育と環境の両面から栄養教

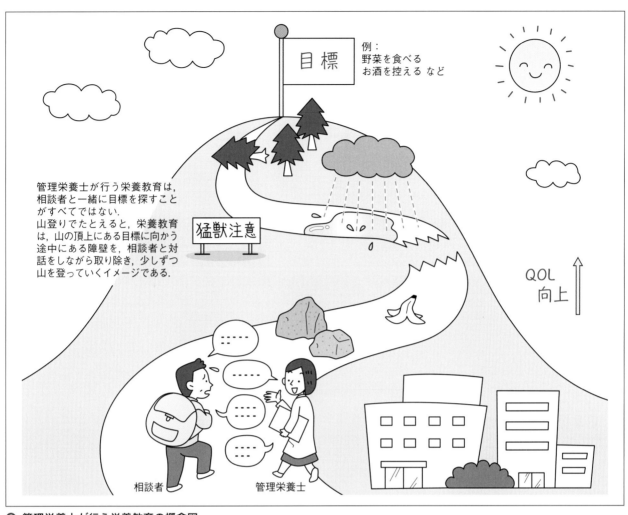

目標

例：
野菜を食べる
お酒を控える など

管理栄養士が行う栄養教育は，相談者と一緒に目標を探すことがすべてではない．
山登りでたとえると，栄養教育は，山の頂上にある目標に向かう途中にある障壁を，相談者と対話をしながら取り除き，少しずつ山を登っていくイメージである．

猛獣注意

QOL
向上

相談者　　　　　　　管理栄養士

❷ 管理栄養士が行う栄養教育の概念図

育プログラムを実施し，その過程や結果を評価する．以上のアセスメントから評価までの一連の活動を行う．

2　栄養教育の役割

- ●「食べ方」は幼少期に根づき，生涯にわたって継続されやすい．そのため，発達の早期段階における栄養教育（食育と称されることが多い）が重要である．
- ●大量生産された多様な食品や，非常に多くの栄養情報を手軽に入手できる社会では，人々が健康を維持し，より良い食生活を送るために，健康に良い食物と情報を選択する力が必要とされる．健康的な食事そのものを提供（食事によるサポート）されるような食環境改善を意識した栄養教育とともに，栄養・食情報の提供（情報によるサポート）を行う栄養教育が求められる（❸）．
- ●以上をふまえ，栄養教育論の学習内容には次の2つが含まれている．
- ①栄養管理の実践のための基礎科学の一つとして，人間の行動変容に関する理論（第3章）を学ぶ．
- ②あらゆるライフステージ，ライフスタイル，病気や障がいのある人の健康の維持・増進・生活の質の向上を目的として行う栄養管理の実践のために，栄養教育のマネジメントサイクル（第2章），栄養カウンセリング（第4章），組織づくり・地域づくりへの展開（第5章），ライフステージ別の栄養教育の特徴（第6章）について学ぶ．
- ●これらの学びは，栄養学，食品学，調理学，食品衛生学など栄養・食に関するさまざまな学問により下支えされている（❸）．

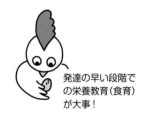

発達の早い段階での栄養教育（食育）が大事！

総論

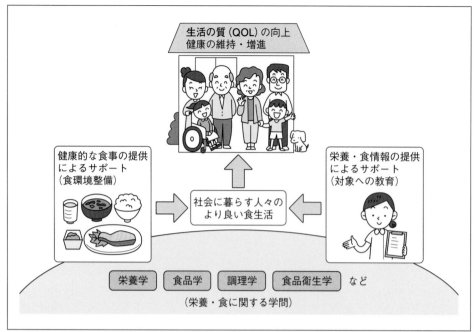

❸ 栄養教育の役割

3 日本の栄養教育の歴史*1

*1 年表は付録 (p.120) を参照.

日本の栄養教育の歴史

- 日本の栄養学の創始者は佐伯矩であり，私立の栄養学校を創設した．1926年にこの学校の第1回卒業生13人が「栄養技手」と呼ばれて世に出た（行政職として配置された）のが栄養士の誕生であり，日本の栄養教育の歴史はここから始まったとされる．
- 第二次世界大戦後，日本は危機的な食料不足に陥り，1946年に米国から食料援助（**ララ物資**）を受けた．小麦粉と粉ミルクをパン・ミルク給食として学校で提供し，なぜ体に良いのか，どのように料理に使うかという栄養教育を給食と同時に行った．日本の戦後の復興と短期間での経済成長は，国民の栄養改善なしには成し遂げられなかったと考えられている．
- 1947年に**栄養士法**で栄養士の業務（栄養の指導）が定められ，**保健所法**で保健所に1人以上の栄養士を置くことが規定された．1948年には**医療法**で100床以上の病院に栄養士1人を置くことが規定され，病院給食制度も実施されるようになった．
- 1952年に**栄養改善法**が公布された．この法律は2002年に廃止され，2002年に公布された**健康増進法**に引き継がれた．
- 1954年に**学校給食法**が公布された．同年に「**日本人の栄養基準量**」「**改訂日本食品標準成分表**」が発表された．
- 1958年に厚生省が「**六つの基礎食品**」を発表．家庭科教育や栄養士が行う栄養の指導において用いられた（現在も使用されている）．
- 1962年に**管理栄養士制度**が開始された（当初は登録制であった．1985年に国家試験が始まり，2000年に免許制になった）．
- 1978年に健康づくり元年として，第一次国民健康づくり対策が始まり，病気の早期発見・早期予防のための健診に力が注がれた．1988年の第二次国民健康づくり対策「アクティブ80ヘルスプラン」では，運動の指導に重点が置かれた．
- 1985年に，「**健康づくりのための食生活指針**」が発表された．その後も「日本人の肥満とやせの判定表（1986年）」，「健康づくりのための食生活指針（対象特性別）（1990年）」，新しい「食生活指針（2000年）」や「**妊産婦のための食生活指針**（2006年，2021年

 豆知識

ララ物質：ララとは "Licensed Agencies for Relief in Asia" (アジア救済公認団体，略称 LARA) のこと．1946年に米国の宗教団体などで組織され，米国に加え，カナダ，メキシコ，ブラジルなどから寄せられた救援物質をとりまとめて日本に送った．このララから送られたミルク，穀類，缶詰などの食料，衣服，学用品などをララ物質という．
これらは，米国をはじめとする海外の日系人からの贈り物であった．戦後の学校給食には，ララから給食用物質として贈られたスキムミルクや缶詰が用いられ，多くの児童が栄養失調から救われた．
(JICA横浜海外移住資料館．海外移住資料館だより2014. No.35より)

に改定)」へと続いている.

- 1995年に**栄養表示基準制度**が創設された(栄養改善法,2003年より健康増進法).2015年からは,食品表示法および食品表示基準により,包装された一般加工食品と添加物への栄養成分表示が義務化された.
- 2000年に第三次国民健康づくり運動「**健康日本21**」が発表され,現在は2012年の「健康日本21(第二次)」へと引き継がれている.
- 2000年に**介護保険法**が施行され,介護保険にかかわる栄養管理,食事管理,および栄養食事指導が行われるようになった.
- 2003年に「健康づくりのための睡眠指針」が発表され,2014年に改訂された.
- 2004年に**栄養教諭制度**が創設され(施行は2005年),学校における栄養教育(食に関する指導)が活発に行われるようになった.同年,「**日本人の食事摂取基準**(2005年版)」が発表された(以降,5年ごとに改訂されている).
- 2005年に**食育基本法**が公布され,国・都道府県・市町村は食育基本計画を策定し,国を挙げて食育が行われるようになった.同年,厚生労働省と農林水産省の合同で「**食事バランスガイド**」が発表された.
- 2006年に第一次食育推進基本計画が策定された(5年ごとに策定).同年,「健康づくりのための運動指針2006」が発表され,その後「健康づくりのための身体活動基準2013」に引き継がれた.
- 2007年に厚生労働省から「**授乳・離乳の支援ガイド**」,文部科学省から「**食に関する指導の手引**」が発表された.これらは2019年に改訂された.
- 2008年に特定健診・特定保健指導が開始され,管理栄養士が保健指導にかかわるようになった.
- 2016年に「**栄養の日**(8月4日)」,「**栄養週間**(8月1日〜7日)」が制定された.
- 2019年に「食品ロスの削減の推進に関する法律(略称:**食品ロス削減推進法**)」が公布された.
- 2020年,新型コロナウイルス感染症の世界的流行により,人々の生活様式が大きく変化.栄養教育の内容や実施方法(非対面・オンライン化)も変化した.
- 2021年に厚生労働省から「**妊娠前からはじめる妊産婦のための食生活指針〜妊娠前から健康なからだづくりを〜**」が発表された.
- 介護報酬が改定され,**栄養ケア・マネジメント**が強化された.
- 東京2020オリンピック・パラリンピック競技大会開催により,「多様性と調和」への認識や,スポーツ栄養への関心が高まった.
- 同大会開催に合わせ,世界の栄養不良解決に向けた国際的取組を推進するため,「東京栄養サミット」が開催された.その成果は東京栄養宣言として発出された(付録p.123参照).

参考文献
・日本栄養改善学会.平成30年度管理栄養士専門分野別人材育成事業「教育養成領域での人材育成」報告書:2019
・日本栄養士会.管理栄養士・栄養士の倫理綱領　平成26年3月改訂
・中村丁次.栄養100年 その歴史を紐解き,未来への旗を揚げる.日栄養士会誌 2019;62:6.
・中山玲子,宮崎由子.新 食品・栄養科学シリーズ 栄養教育論,第5版.化学同人;2016,pp.263-4.
・中村丁次.時代とともに変化する日本の「栄養」(「栄養と健康」巻頭インタビュー).ヘルシスト2011;207:2-7. https://www.yakult.co.jp/healthist/207/img/pdf/p02_07.pdf

●MEMO●
「食育」という言葉は,すでに明治時代の文献に出ている.家庭の「しつけ」や学校教育のなかでの,「いただきます」などの食前・食後の挨拶や箸の持ち方,マナー,残さず食べること,料理などについて教えていたと考えられる.専門家(栄養士)が仕事として栄養教育を行うようになったのは,1926年(栄養士の誕生)以降とされる.

●MEMO●
「**栄養サミット**」のはじまり:2012年のロンドンオリンピック・パラリンピック競技大会開催を契機に,地球規模の栄養課題に対する国際的コミットメントを得るために,英国で開催された.94の政府・関係機関が出席し,2020年までに達成すべき栄養改善目標が設定された.

2 栄養教育の定義

1 食行動の特徴

なぜ食行動に注目するのか

● 栄養教育 (nutrition education) では，人間の「食行動」に注目し，それがより良い方向に変わる (変容する) ことを支援する．なぜなら，私たちは「食べる」という行動を通して，食物からエネルギーや栄養素を摂取しているからである．

● そのため栄養教育では，「人がとる行動」をどうすれば変えることができるかを考えなければならない．行動科学の理論やモデルに基づいて，対象の食行動を理解し，予測し，自らを制御できるようにするための支援を行うことにより，勘や経験だけに頼るよりも効果的に栄養教育を行うことができる．

人間の食行動の特徴

● 人間の食行動のパターンとして，おさえておくべき5つの特徴がある．

① **対象物の数だけ行動がある**：たとえば，食品や料理ごとに「食べる/食べない」，「いつ，どのように，どれくらい，どこで食べるのか」など，多くの行動のしかたがある．スーパーマーケットで扱われる食品の種類は数万種類といわれており，インターネットでの購入を合わせると，入手可能な食品の種類は膨大な数になる．

② **「やめる」行動が少ない**：人は，健康に生きるためにさまざまな食品を食べ続ける必要がある．タバコや酒，菓子などの嗜好品には「やめる」という行動があるが，一般的な食品 (例：野菜や果物) では「やめる」という行動が少ない．

③ **評価がしにくい**：喫煙行動では「吸っている」「吸ってない」と評価しやすいが，食行動は，どの程度できているかを評価しにくい．たとえば，食品レベルの野菜であっても，自分自身が1日350gを摂取できているかどうかの評価は難しい．

④ **複雑性**：人間の食行動は，空腹などの本能的な欲求だけでなく，個人の価値観，置かれた状況 (時間や場所など)，経験，気分，健康状態などにより変わる．また，複雑な食物選択環境 (機能性食品，サプリメント，オーガニック食品，コピー食品など) や情報選択環境 (インターネット情報，テレビ，雑誌など) のなかで，食行動はさらに複雑になっている．

⑤ **多様性**：人間の食行動には，文化的，心理的，社会的，宗教的な要因などによる多様性がある (例：国や地方の数だけ食文化やそれにまつわる食行動があり，**ハラール食**のように宗教的理由に基づく食行動もある)．

● 海外からの旅行者や移住者が増えており，栄養教育の対象がグローバル化している．そのため，さまざまな国の風土や食文化，食に関連の深い宗教的背景などを理解した栄養教育が求められている．

望ましい食行動への変容を支援するために

● 私たちが食物を口にするとき，それは調理後や加工後の形をとっている場合が多い．栄養教育では，①**栄養素レベル** (例：カルシウムを1日600 mg摂りましょう)，②**食品レベル** (例：カルシウムの多い食品は牛乳と乳製品です)，食品を調理した③**料理レベル** (例：牛乳を使ったホワイトシチュー)，料理を組み合わせた④**食事レベル** (例：ホワイトシチューとサラダとパン) といった食べ物のレベルを4つに整理し，説明する必要がある．

● 人間の複雑で多様な食行動を理解するために，行動科学に基づく「理論」や「モデル」が役立つ．これらは，多くの研究成果から導かれているため多数の人に当てはめることが可能である．しかし，統計に基づくため外れ値もあり，「理論」や「モデル」を用いても，すべての人の行動を説明できるわけではない．

豆知識

ハラール食：イスラム法で合法とされる食材 (haral food) やそれのみを使用した料理をさす．「健康的，清潔，安全，高品質，高栄養価であること」という意味もあるが，このことはあまり知られていない．単純に，豚肉やアルコールなどを禁じているのではなく，「自分が摂取するのにふさわしい良いものしか他人にも与えない」というコンセプトがその根源にある．(特定非営利活動法人日本ハラール協会ホームページより)

豆知識

ベジタリアン：ベジタリアン (vegetarian) という言葉は「健全な，新鮮な，元気のある」という意味のラテン語 "vegetus" に由来する．ビーガン (動物の肉〈鳥肉・魚肉・その他の魚介類〉と卵・乳製品を食べず，植物性食品のみを食べる純菜食)，ラクト・ベジタリアン (植物性食品に加えて乳・乳製品などを食べる)，ラクト・オボ・ベジタリアン (植物性食品に加えて牛乳やチーズなどの乳製品と卵も食べる) などがある．(特定非営利活動法人日本ベジタリアン協会ホームページより)

豆知識

食行動レベル：食べ物の4つのレベル (左の①～④) に加え，「食行動レベル」がある．これは，「何時に食べる」「1日何回食べる」「ゆっくり食べる」といった食べ方のことをさす．近年，時間栄養学の研究が進み，「食行動レベル」のアドバイスも重要になってきている．

> **Column　アドバイスは「食事レベル」で**
>
> 　食べ物に関するアドバイスは，「栄養素レベル」「食品レベル」「料理レベル」「食事レベル」の4つのレベルで行われるが，「食事レベル」が最も大切である．「食事レベル」でのアドバイスによって，対象者は日常生活のどの食事を改善すればよいかが理解できる．「食事レベル」のアドバイスをするためには，対象者のライフスタイルや嗜好などを十分に把握し
>
> なければならない．
>
> 　なお，栄養食事指導のうえで根拠となる「食事摂取基準」はエネルギーと栄養素の基準を示したものだが「食事摂取基準」と呼ばれる．同様に，「食事バランスガイド」も料理区分で示されているが「食事バランスガイド」と呼ばれる．これらのことからも，「食事レベル」での栄養教育の重要性が理解できる．

●食行動の変容のためには，栄養や食に関連した知識の修得，望ましい食態度の形成，その実現に必要なスキルの修得が必要である．これらは栄養教育の具体的な学習内容でもある．

2　健康教育と栄養教育

●健康教育（health education）の第一人者であるグリーン（Green, LW）は，1980年に健康教育を，「人々が健康につながる行動を自主的にとれるように，種々の学習の機会を組み合わせて，意図的な計画のもとで支援すること」と定義した．
●健康教育の主体は対象者（個人やグループ）であり，専門家は計画的に支援を行う．
●健康教育では，食生活や身体活動・運動，飲酒，喫煙，睡眠・休養などについて，必要な知識やスキル，価値観などを獲得するための教育を行い，健康の維持増進へとつなげる．栄養教育は健康教育の一部に位置づけられる（❶）．

ヘルスプロモーションと健康教育，栄養教育

●ヘルスプロモーション（health promotion）とは，WHO（世界保健機関）が1986年の**オタワ憲章**で提唱し，2005年のバンコク憲章で再提唱した新しい健康観に基づく21世紀の健康戦略のことであり，「人々が自らの健康とその決定要因をコントロールし，改善することができるようにするプロセス」と定義されている[1]．
●個人やグループ，地域が，あらゆる生活の場で主体的に健康づくりに取り組んでいくすべてのプロセスをヘルスプロモーションと呼ぶ．専門家は，このような健康づくりへの活動を支援し，環境を整える役割を担う．
●ヘルスプロモーションには次にあげる特徴がある．
①**ゴールはQOL（生活の質）の向上**：健康は，それ自体が目的なのではなく，人々が幸せな生活を送るための資源としてとらえられている．
②**主役は住民，専門家はサポーター**：住民が主体的に，自らのライフスタイルを健康的なものにしていく．専門家はそのサポート（支援）を行う．
③**健康教育＋環境整備（❷）**：健康教育で知識やスキルの提供を行うとともに，健康づくりを行いやすくするための環境整備も同時に行う．
④**あらゆる生活の場で健康づくりを行う**：地域，職場，病院，学校，保育園，家庭のほかにも，飲食店や食料品店，公園，運動競技場，駅，遊歩道など，住民の生活場所でさまざまな健康づくり活動が展開されるようにする．
●目標実現のための活動方法として，以下の5つの戦略が掲げられている[1]．
①**健康な公共政策づくり**：住民の暮らしを支える公共政策を健康的なものにする．たとえば，安全に運動できる場所づくり，上下水道の整備など．
②**健康を支援する環境づくり**：ハード面では，自然環境や地域環境，職場環境，学校環境，家庭環境などの住民が生活する場を健康的なものに整備する．ソフト面では，健康情報入手のための情報環境を整備する．

【用語解説】
オタワ憲章：1986年にWHOがヘルスプロモーションの新しい定義と推進戦略を示したもの．健康を獲得するには医学・保健学的アプローチだけではなく，社会的・政治的アプローチも必要であることが示された．カナダのオタワで開催された第1回ヘルスプロモーション国際会議の成果としてまとめられたため，この名がある．

QOL（生活の質）：quality of life.　個人や集団にとって包括的に望ましい状態をさし，人間らしい，豊かで幸福な生活のあり方や地域社会のあり方を示す概念である．栄養教育ではQOLは結果目標の一つになっている．

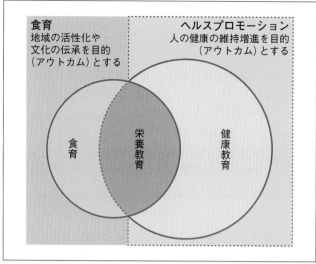

食育
地域の活性化や
文化の伝承を目的
(アウトカム)とする

ヘルスプロモーション
人の健康の維持増進を目的
(アウトカム)とする

食育　栄養教育　健康教育

❶ ヘルスプロモーション，健康教育，栄養教育，食育の概念図

Column　予防医学の3段階

　予防医学では，予防の種類を，一次予防，二次予防，三次予防の3つに区分している．それぞれの段階に応じて，適切な栄養教育が必要とされる．

種類	内容	栄養教育の例
一次予防	健康増進・疾病の発症予防	職域における生活習慣病予防教室
二次予防	早期発見，早期治療，重症化予防	健康診断後リスク者に対する保健指導
三次予防	再発予防，リハビリテーション	退院時の栄養指導

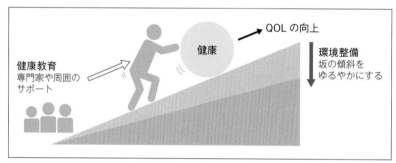

QOLの向上

健康

環境整備
坂の傾斜を
ゆるやかにする

健康教育
専門家や周囲の
サポート

❷ ヘルスプロモーションの概念モデル
(島内憲夫．ヘルスプロモーションの近未来—健康創造の鍵は?．日健教会誌2015；23：307-17[2])を参考に作成)

③**地域活動の強化**：地域住民の組織を活性化し，活動を強化する．
④**個人技術の開発**：住民や専門家に，健康づくりに必要な技術を身につけてもらうための取組を行う．
⑤**ヘルスサービスの方向転換**：疾病対策から積極的な健康づくりへの見直しを行う．
　この5つの活動方法の有機的な連携が具体的な健康づくりへの発展につながる．

ヘルスプロモーションと栄養教育

●栄養教育もヘルスプロモーションのなかで行われる健康教育の一部である（❶）．栄養教育のゴールは，人々のQOLの向上であり，その実現の資源となる「健康」を維持増進する．栄養教育とは，望ましい栄養状態，食物摂取，食行動となるように，行動科学や教育学をふまえて人々を支援する活動のことである[*1]．
●栄養教育は，人々がそれぞれの健康やウェルビーイング（より良く生きること）につながるような食物選択や**行動を自発的**に取り入れることを**促進する**ために**設計された**，教育的戦略や学習の組み合わせで成り立っている．

3　食育と栄養教育

「食育」という言葉の起源と食育基本法が制定されるまで [3]

●「食育」という言葉の起源として，明治期の次の書籍があげられることが多い．
①食養生の指南書『食物養生法』（石塚左玄著，明治31〈1898〉年初版発行）：著者が勧める食養生法により子どもの心身をはぐくむことを「食育」と表現した．
②ベストセラー小説『食道楽』（村井弦斎著，明治36〈1903〉年初版発行）：食物についての知識を深め，良い食物を与えることによって子どもの心身をはぐくむことを「食育」

[*1] 管理栄養士が行う栄養教育については，p.2を参照．

●MEMO●
栄養教育の特徴を表すキーワードを以下に解説する．

行動 (behavior)：健康に良い効果を得ることを意図して行う食行動のこと．（例：朝食を毎日食べる）

自発的な (voluntary)：人々が，自ら健康に良い行動を取り入れていくこと．管理栄養士は，栄養教育の対象となる人々の価値観や意志などを尊重し，強制することなく，自発的な行動へと導くための支援を行う．（例：「あなたが朝食を毎日食べることは，健康維持のために簡単にできる行動の一つです」）

促進する (facilitate)：栄養教育の対象となる人々の内側から湧き上がる動機や気づきが，健康に良い食行動を自発的に行うための知識やスキルを学び，実際の行動へとつながる．管理栄養士は，対象となる人々への動機づけから行動までのプロセスを促進するための支援を行う．

設計された (designed)：栄養教育は，学校，職場，病院，地域などのさまざまな場で行われるが，いずれも，対象となる人々の行動へとつながるように設計（企画立案）されたものである．

Column　バンコク憲章で示されたヘルスプロモーションの再定義

WHOが2005年にタイのバンコクで開催した，第6回ヘルスプロモーション国際会議において，新たにバンコク憲章が提唱された．そのなかで，ヘルスプロモーションは，「人々が自らの健康とその決定要因をコントロールし，改善することができるようにするプロセスである」と再定義され，決定要因（増大する格差，消費とコミュニケーション手段の変

化，商業化，地球規模の環境変化，都市化，労働条件や家族形態の変化）などの言葉が追加された．

また，ヘルスプロモーションの戦略として，①唱道（advocate），②投資（invest），③能力形成（build capacity），④規制と法の制定（regulate and legislate），⑤協力と連携（partner and build alliances）の5つが示された．

と表現した．

- 石塚も村井も，知育や体育などを支える基盤として「食育」の重要性を主張したが，「食育」という言葉が一般に定着するには至らなかった．

- 1980年代には，図書や雑誌論文の標題において「食育」が使われることがあった．小児科医師の真弓定夫は，食事に配慮して子どもを育てることを「食育」と表現した．しかし，この時期に「食育」の語を冠した取組が広がることはなかった．

- 1990年代は，現代行われている「食育」の芽ばえ期とされる．厚生省保健医療局健康増進栄養課（当時）監修で『食育時代の食を考える』（中央法規出版；1993）が出版された．このときの「食育」は，食について子ども自身を教育することを意味していた．

- 2000年代には，政府の課題として「食育」が位置づけられた（「『食』と『農』の再生プラン〈2002年〉」など）．さまざまな機会を通じて取り組まれていた食に関する取組や教育が，次第に「食育」の名でくくられるようになっていった．

- 2003年に中央教育審議会「食に関する指導体制の整備について（中間報告）」が出され，子どもについて，「栄養や食事の取り方などについて，正しい基礎知識に基づいて自ら判断し，食をコントロールしていく，いわば食の自己管理能力が必要」，「食品の品質や安全性についても，正しい知識・情報に基づいて自ら判断する能力が必要」とされた．その一方で，「食に関する全ての責任を家庭に担わせるのはもはや現実的とはいえない」との理由から，「家庭・地域・学校が連携して，次代を担う子どもたちの食環境の改善に努めることが必要」とされた．

- 「食育」という言葉は，特別な定義をもたないまま，食に関する取組・教育の総称になっていった．

食育の位置づけの明確化（食育基本法）

- 2005年公布された**食育基本法**の前文，"子どもたちが豊かな人間性をはぐくみ，生きる力を身につけていくためには，何よりも「食」が重要である．今，改めて，**食育を，生きる上での基本であって，知育，徳育及び体育の基礎となるべきもの**と位置付けるとともに，様々な体験を通じて「食」に関する知識と「食」を選択する力を習得し，健全な食生活を実践することができる人間を育てる食育を推進する"において，食育の位置づけと食育推進の目的が明確に示された．

- 同法によると，食育には，健康の増進，豊かな人間形成，食に関する感謝の念と理解，伝統的な食文化，地産地消，農林漁業など生産と消費とのかかわり，食料自給率，食品の安全・安心などの内容が含まれる．

- 食育にかかわる組織や人は多様であり，国や地方自治体，学校，保育所，農林水産業者，食品関連事業所，ボランティア団体などの広範囲な組織や人がかかわり，全国各地においてさまざまな取組が行われている．

- 学校現場では2008年の学習指導要領改訂において，学校における食育の推進が明記され，家庭科，体育科，特別活動など複数教科でその特質に応じた展開を，教職員が

●MEMO●

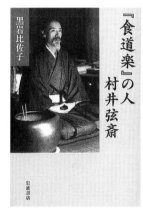

村井弦斎の肖像（黒岩比佐子.『食道楽』の人 村井弦斎. 岩波書店；2004，表紙カバーより）

【用語解説】
食育基本法：食育の基本理念と方向性を示し，国，地方公共団体および国民の食育の推進に関する取組を総合的かつ計画的に推進するために，2005年に公布された．

❸ 食育のテーマとアウトカムの例

テーマ	食育	
	栄養教育・健康教育の要素をもつ内容	食育独自の内容
	アウトカム：健康の維持増進	アウトカム：農業の活性化，食文化伝承
野菜を食べる	野菜に含まれる栄養素を知り，健康とのかかわりについて学ぶ	畑での栽培や収穫を体験する 生産者から地場野菜について教わる 地場野菜を使った郷土料理について知る
和食の良さ	主食・主菜・副菜，汁物がそろった食事が，栄養のバランスが良いことを学ぶ	箸の良いところや使い方について学ぶ 日本の食の歴史について学ぶ

連携して行うこととされた.

- 保育所保育指針（2008年改定）においては，保育所の全職員がかかわる養護と教育の一体的展開のなかで，保育の一環として食育が位置づけられた.

栄養教育と食育

- 栄養教育と食育はいずれも，豊かな人間性をはぐくみ，QOL（生活の質）の向上を目的として食生活の向上を目指した活動を含むが，食育ではそれらに加え，食育基本法にあるような，食文化や食物生産・流通など，食に関する幅広い内容を扱っている.
- ❶に示したように，食育には，①人々の健康の維持増進を目的（アウトカム）とするもの（栄養教育・健康教育）と重なる部分と，②地域・農林水産業の活性化や文化の伝承などを目的（アウトカム）とするもの（食育独自）の2つの内容が含まれる（❸）.
- また，食育は当初，子ども（学校）中心であったが，第3次**食育推進基本計画**（平成28〜令和2年度）では，「生涯にわたる食の営み」や「健康寿命の延伸」が重点課題に盛り込まれた. 全ライフステージにわたって健全な心身を培い豊かな人間性をはぐくむ活動を，さまざまな場所で行うことが提唱され，第4次食育推進基本計画（令和3〜7年度）にも引き継がれている.

4 生態学的モデル（エコロジカルモデル）からみた栄養教育のさまざまなレベル

- マクレロイら（McLeroy, KR. et al.）は，1988年に人間の健康行動・健康状態に影響する要因を，次の5つのレベルで提唱した[5]（❹）. この生態学的モデルはヘルスプロモーションの実践などに用いられている.
- 生態学的モデルを用いて，個人の食行動に影響を及ぼす要因を❺に整理した. 個人のライフステージやライフスタイルごとに，個人間レベルでは，家族・友人・仲間をはじめ，さまざまな健康関連の専門家や教育者などが，教育，助言，支援などを通じて個人の食行動に影響を及ぼしている. なお，❺ではマクレロイの5つのレベルに「地球（環境）レベル」を加えている.
  - 個人の食行動が影響を受ける場もライフステージにより変化していく. 場として，

●MEMO●
第4次食育推進基本計画（令和3〜7年度）と農林漁業体験[4]：計画の重点事項の一つである「持続可能な食を支える食育の推進」のなかに，「子ども農林漁村交流プロジェクト」などを通した農林漁業体験活動の推進が盛り込まれている. 体験には，田植え，稲刈り，野菜の収穫，家畜の世話などが含まれる.

❹ マクレロイらが提唱した生態学的モデルにおける健康の決定要因

概念	定義
①個人内レベル	行動に影響する個人的な特徴（知識，態度，信念，動機，自己概念，成育歴，過去の経験，技術・スキルなど）
②個人間レベル	社会的アイデンティティ（所属意識），社会的支援，社会的役割を提供する関係.（家族，友人，仲間，職場の同僚，健康専門職，教師，保育士などからの助言や支援）
③組織レベル	所属・関係する組織（保育所，学校，職場，医療機関，高齢者施設など）
④地域（コミュニティ）レベル	ソーシャルネットワーク，社会的規範・基準（居住地域，自治体など）
⑤政策レベル	自治体や国などによる政策や法律，国際機関による公共健康政策

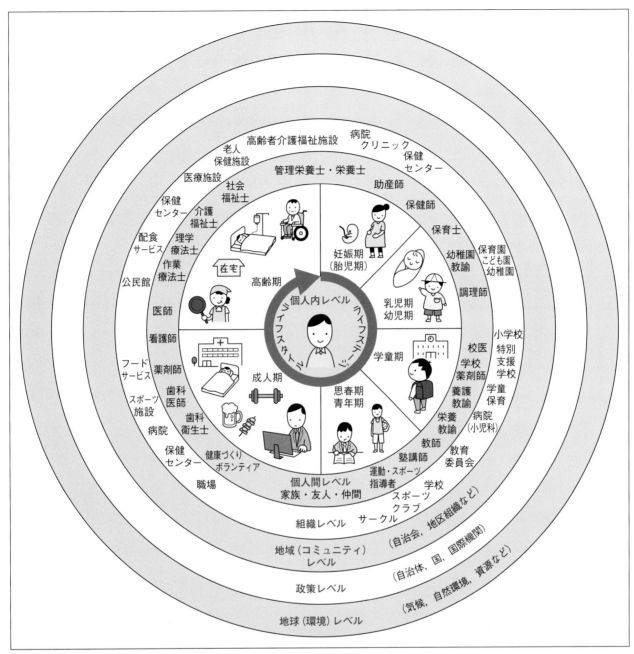

❺ 生態学的モデルからみた栄養教育のレベル，場とかかわる人々
この生態学的モデルでは，マクレロイらの5つのレベル（❹）に，「地球（環境）レベル」を加えて示している．

居住する地域だけでなく，学校や勤務のために通う地域やコミュニティ（地理的な
コミュニティだけでなく，インターネット上のコミュニティなども含まれる）の食
環境も該当する．

● 自治体（市町村，特別区，都道府県），国の政府や関係機関（厚生労働省，農林水産
省，文部科学省，消費者庁，健康・栄養研究所など），国際機関（WHO，FAO な
ど）による公共健康政策も個人の健康的な食行動の支援にかかわっている（❺）．

WHO：World Health Organization

● 地球（環境）レベルでは，気候や自然環境，水・食料やエネルギーなどの資源，紛
争や環境汚染などが，個人の食行動に影響を及ぼしている（❺）．

FAO：Food and Agriculture Orga-
nization

● ❺は，管理栄養士が個人を，どのライフステージで，どのようなライフスタイルの人
に，どのような関係性・どのような場・どのようなレベルで支援しているのかを理解
するのにも役立つ．

● 市町村の保健センターに勤務する管理栄養士（Aさん）を例にとって❺を解説する．

　● 個人内レベル：住民が，自分自身で健康的な食行動について勉強する．

- **個人間レベル**：Aさんが，健診や栄養教室などの場で，住民に栄養指導をする／Aさん一人では対応できない場合に，地域で活動する管理栄養士・栄養士や栄養改善ボランティアが，住民に栄養相談や支援を行う．
- **組織レベル**：Aさんが，学校や職場などにおける取組（設置された自動販売機の飲料の種類を変えるなど）を，関係者と話し合いながら推進する．
- **地域レベル**：Aさんが，地域の公民館やスポーツ施設などを健康的な場所に変えていく取組を関係部署と協議・連携しながら推進する（野菜の直売を企画する，館内の自動販売機で扱う飲料の種類を健康的なものにするなど）．
- **政策レベル**：Aさんが，公共健康政策（栄養成分等表示制度など）の内容が住民に広まるように，自治体の広報誌の記事やホームページ，健康づくりイベントなどを通じて周知や啓発活動を行う．
- **地球（環境）レベル**：Aさんが，**SDGs**達成に向け，市（町村）内の学校や事業所などの関係者と連携して，給食の残食を減らす取組を推進する．
- 栄養教育において，生態学的モデルを用いることにより，個人が健康的な食行動をとるためには，どのような場で（組織レベル），誰が支援するのが（個人間レベル）効果的であるか，地域の食環境をどのように整えればよいか（地域レベル），さらにそれらを推進するために，どのような政策が必要か（食育推進計画に何を盛り込むかなど，政策レベル），どのように資源や自然環境にも配慮するか（地球〈環境〉レベル）というように，個人から政策，地球（環境）レベルまでの包括的な戦略を立てることができる．

引用文献

1) ヘルスプロモーションとは．日本ヘルスプロモーション学会ホームページ．http://plaza.umin.ac.jp/~jshp-gakkai/intro.html
2) 島内憲夫．ヘルスプロモーションの近未来：健康創造の鍵は？　日健教会誌 2015；23：307-17.
3) 森田倫子．食育の背景と経緯：「食育基本法案」に関連して．調査と情報 2004；第457号．
4) 農林水産省．第4次食育推進基本計画（令和3〜7年度）の概要．https://www.maff.go.jp/j/press/syouan/hyoji/attach/pdf/210331_35-4.pdf
5) McLeroy KR, et al. An ecological perspective on health promotion programs. Health Education Quarterly 1988；15：351-77.
6) 福田吉治ほか監修．一目でわかるヘルスプロモーション：理論と実践ガイドブック．国立保健医療科学院；2008／Rimer BK, Glanz K. Theory at a Glance：A Guide For Health Promotion Practice. US Department of Health and Human Services, National Institutes of Health, National Cancer Institute；2005.

●MEMO●
SDGs：持続可能な開発目標（Sustainable Development Goals）とは，2030年までに持続可能でより良い世界を目指す国際目標のことで，17のゴールから構成される．貧困，飢餓，水と衛生，消費と生産など栄養教育のテーマとなりうる目標も多い．

生態学的モデルは栄養教育の戦略立てに有用だよ♪

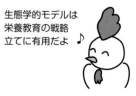

カコモン に挑戦 ‼

◆ 第32回-114

個人の健康行動に作用する要因を生態学的モデルで捉えると，個人内，個人間，組織，地域，政策といった多層のレベルがある．大学生対象の適正飲酒の取組と，生態学的モデルの各レベルの組合せである．正しいのはどれか．1つ選べ．

(1) 学生が，サークルの先輩から適度な飲酒量の話を聞いた． ―― 個人内レベル
(2) 学生が，配布された急性アルコール中毒に関するパンフレットを読んだ． ―― 個人間レベル
(3) 入学式の季節に，全学部で急性アルコール中毒防止のガイダンスを行った． ― 組織レベル
(4) 大学構内での飲酒が，学則により全面的に禁止された． ―― 地域レベル
(5) 大学周辺の飲食店が急性アルコール中毒防止のポスター掲示に協力した． ― 政策レベル

◆ 第34回-105

妊婦を対象とした栄養・食生活支援の取組と，生態学的モデルのレベルの組合せである．最も適当なのはどれか．1つ選べ．

(1) 経済的に困窮している妊婦に，妊婦の友人がフードバンクへの登録を勧めた． ― 個人内レベル
(2) 病院のスタッフ間で，体重増加不良の妊婦には栄養相談を勧めることを意思統一した． ―― 個人間レベル
(3) 母子健康手帳交付時に，市ではメールで栄養相談を受け付けていることを伝えた． ―― 組織レベル
(4) 病院の管理栄養士が，産科外来で配布するための妊娠中の食事ガイドを作成した． ―― 地域レベル
(5) 自治体の食育推進計画に，妊婦の栄養対策の実施と目標値を含めた． ―― 政策レベル

1 総論

13

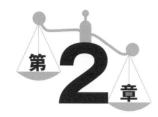

第2章 栄養教育マネジメント

学修目標
- 栄養教育マネジメントで用いる理論・モデルを理解する
- PDCAサイクルと各段階で行う内容を理解する
- 目標の種類および目標設定の方法を理解する
- プログラムや対象者のライフステージなどに合わせた，学習形態と教材を理解する
- 評価の種類と方法を理解する

要点整理
✓ 栄養教育は，栄養教育の目的を達成するために，理論やモデルを活用し，系統的かつ計画的にさまざまな教育的戦略を組み合わせて行う．
✓ 栄養教育を系統的・効率的に進めるために，PDCAサイクルを用いる．PDCAのなかで計画 (Plan) が最も重要である．
✓ アセスメント項目は，評価指標でもある．プリシード・プロシードモデルを参考に設定する．
✓ 課題抽出の優先順位は，課題の「重要性」と「実施可能性」の2軸で考える．
✓ 5つの目標のうち，結果目標，行動目標，学習目標，環境目標には，「〜減らす」「〜増やす」という改善の方向性を示す言葉を入れる．
✓ 数値目標を設定すると同時に，評価基準も計画 (Plan) の段階で決める．
✓ 6W2Hをふまえて具体的な計画を立てる．
✓ 実施のあいだも経過評価を行い，必要であれば計画を見直す．
✓ 総括的評価 (結果評価，影響評価) が良くても，形成的評価 (企画評価，経過評価) が良くない場合もあるため，総合的評価 (総括的評価，形成的評価) が必要である．
✓ 実施したプログラムを広く発信すること (見直し・改善〈Act〉) も，栄養教育マネジメントに含まれる．

1 栄養教育マネジメントで活用する理論・モデル

栄養教育マネジメントとは

- 健常者，または心身の疾患や障害を有しながらも社会で生活している個人やグループ，集団を対象とした栄養教育を系統的・効率的に行うための体制をいう．

1 プリシード・プロシードモデル

- プリシード・プロシードモデル (PRECEDE-PROCEED model, ❶) は，健康教育・ヘルスプロモーションの計画と評価のために，グリーン (Green, LW；1980, 1991) らによって開発されたモデルである．
- プリシード・プロシードモデルは，8つの段階からなる．第1段階から第4段階までは，アセスメントの内容を示し，プリシードと呼ぶ．一方，第5段階から第8段階までは評価の内容を示し，プロシードと呼ぶ．
- 第4段階と第5段階に位置するものは，保健プログラムと呼ばれる．栄養教育では，ここが栄養教育プログラムとなる．
- 野菜摂取量の増加を目指した栄養教育プログラムを例にあげ，各要因を考えると❷のようになる．

●MEMO●
PRECEDE は predisposing, reinforcing, and enabling constructs in education/ecological diagnosis and evaluation, PROCEED は policy, regulatory, and organizational constructs in educational and environmental development, それぞれ頭文字をとった略語である．

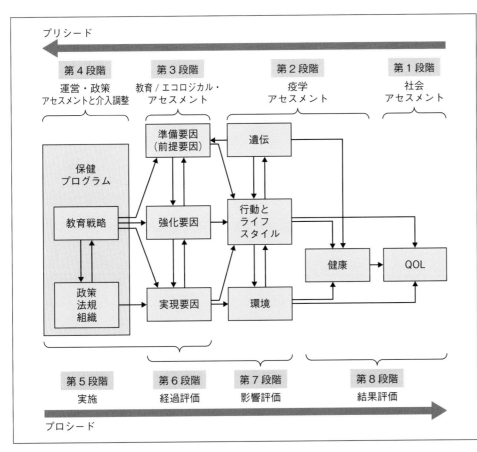

❶ プリシード・プロシード
　モデル

(Green LW, Kreuter MW. Health Program Planning : An Educational and Ecological Approach, 4th edition. McGraw-Hill；2005 より)

準備要因(前提要因)：行動を起こす動機に関する要因．知識，スキル，態度，信念など．

強化要因：行動の継続に影響する周りのサポートや，フィードバックなど．

実現要因：行動を実現するために必要な要因．保健資源(保健医療職)や地域資源(健康関連施設)と，それらの利用における利便性や入手可能性などを含む．

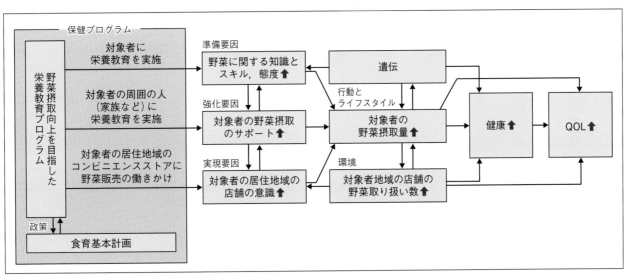

❷ プリシード・プロシードモデルを用いた栄養教育プログラムの例
⬆：向上，増加を意味する

- 性，人種，家族歴といった遺伝的要因は，プログラムの実施によって変化する要因ではないが，健康状態などに影響することから，アセスメントの必要があり，モデルに含まれている．
- モデルを用いることによって，何をアセスメントする必要があるのかが整理できる．
- プログラム終了後に，プログラム実施前にアセスメントした項目を測定し，プログラムによる変化を評価する．❶のとおり，第6段階から第8段階によって評価の種類が異なる．

2　ソーシャルマーケティング

- ● **ソーシャルマーケティング**（social marketing）は，ビジネス分野で使われている方法論を，公衆衛生分野に応用したものである．
- ● コトラー（Kotler, P；1971）らが提唱したのがはじまりといわれている．
- ● 対象者の自発的な行動変容を促すためのプログラムを計画する時に活用できる理論である．
- ● ソーシャルマーケティングの考え方で重要なのが「対象者中心」，つまり，恩恵を受けるのが対象の個人やその家族であるという点である．
- ● ソーシャルマーケティングを活用した栄養教育の例を❸に示した．
- ● ソーシャルマーケティングでは，対象者の**ニーズ**（needs：必要性）や**ウォンツ**（wants：欲求）を把握し，対象者をセグメントに分ける（**セグメンテーション**）．
- ● セグメントに分けた後，ターゲットとなる対象者を決める（**ターゲティング**）．ターゲットとなる対象者は，課題の重要性と実施可能性の観点で考える．
- ● 対象者は，新しい行動を実行するとき，ベネフィット（利益）と引き換えにコスト（損失）を支払う．よって，行動変容を促す場合，対象者にとってその行動が，ほかの行動と比較して，どれくらい重要な位置にいるかを考えなければならない（**ポジショニング**）．新しい行動によるベネフィットがコストを上回っていたり，その行動がほかの行動と比較して勝っていなければ，新しい行動の実践は難しい．
- ● **マーケティング・ミクス**（marketing mix，❹）は，ソーシャルマーケティングの基本概念であり，マーケティング・ミクスでは4つのP（**Product**：製品，**Price**：価格，**Place**：場所，**Promotion**：販売促進）をどのように組み合わせるかが，プログラム計画時に考慮するポイントとなる．
- ● 対象者のセグメントの特徴をふまえて，マーケティング・ミクスの項目を吟味しプログラムを計画することで，「対象者中心」のプログラムが作成できる

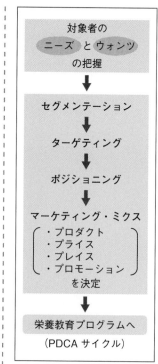

❸ ソーシャルマーケティングを活用した栄養教育の流れ

🫘 **豆知識**

広報でよく用いられる言葉であるPR（ピーアール）は，Public Relationsの略である．PRは，組織や団体が理解や信頼を獲得しようとする目的で，一般の人を対象に情報を発信したり意見を得たりする活動で，PR活動ともいわれる．

❹ マーケティング・ミクスの4つのPと栄養教育プログラム計画時の活用例

項目	内容	例：食塩摂取量を減らす
Product（製品）	新しい行動は，対象者にとって，価値があり，魅力的であるか	減塩が対象者の健康状態の向上につながるだけでなく，対象者にとって魅力的か（例：おいしい）
Price（価格）	新しい行動をとる際の対象者の心理的，経済的，時間的負担はどれくらいあるか	減塩が，対象者にとって，どれくらい心理的負担（例：面倒くさい）があるか，費用や時間，労力がかかるか
Place（場所）	新しい行動を実践する場所や，実践するために必要な場所に対象者がアクセスしやすいか	減塩食品や減塩メニューを入手できる場所が，近くにあるか
Promotion（販売促進）	対象者が新しい行動を促すきっかけや手段があるか	減塩を促すためのキャンペーンやイベントの実施の開催，ポスターやSNS（ソーシャル・ネットワーキング・サービス）による情報提供などを実施できるか

カコモン に挑戦 ‼

◆ 第35回-105

地域の生産者や関係機関と連携した小学生への食育を計画している．プリシード・プロシードモデルに基づくアセスメント内容とその項目の組合せである．最も適当なのはどれか．1つ選べ．

(1) 地域の食文化の学習が必要だと考えている保護者の割合 ──────── 行動と生活習慣
(2) 地域の産物を給食で提供することに関心がある流通業者の有無 ── 準備要因
(3) 地域の生産者の協力を得た授業の実践状況 ──────── 強化要因
(4) 児童の体験活動が可能な地域の農地の有無 ──────── 実現要因
(5) 農業体験学習をしたことがある児童の割合 ──────── 教育戦略

◆ 第35回-106

ソーシャルマーケティングの考え方を活用して，カフェテリア方式の社員食堂を通じた社員の健康づくりに取り組むことになった．マーケティング・ミックスの4Pにおいて，プロダクト（Product）を「ヘルシーメニューを選択」とした場合，プライス（Price）に該当する取組である．最も適当なのはどれか．1つ選べ．

(1) ヘルシーメニューの試食イベントを開催する．
(2) ヘルシーメニューのお勧めの点を食堂内に掲示する．
(3) ヘルシーメニューを選ぶと，ドリンクがつくサービスを導入する．
(4) ヘルシーメニューの栄養成分を，社内ネットに掲示する．
(5) ヘルシーメニューを予約すると，待たずに受け取れるようにする．

◆ 第34回-104

宅配弁当会社に勤務する管理栄養士が，ソーシャルマーケティングの考え方を活用して，利用者への栄養教育用パンフレットを作成することになった．事前に調査を行い，利用者全体の状況を把握した．次に行うこととして，最も適当なのはどれか．1つ選べ．

(1) 利用者の中のどの集団を栄養教育の対象とするかを決定する（ターゲティング）．
(2) 利用者の特性別に栄養教育のニーズを把握し，利用者を細分化する（セグメンテーション）．
(3) 対象となる利用者に，パンフレットがどのように価値付けされるかを検討する（ポジショニング）．
(4) パンフレットの作成に，マーケティング・ミックス（4P）を活用する．
(5) 利用者への栄養教育前に，パンフレットをスタッフ間で試用して改善する（プレテスト）．

2 栄養教育マネジメントサイクル

栄養教育におけるPDCAサイクル（栄養教育マネジメントサイクル）とは

- 栄養教育の目標（対象者が望ましい食習慣へ行動を変容し，健康になり，QOLが向上する）を達成するための一連の流れである．計画（Plan）－実施（Do）－評価（Check）－見直し・改善（Act）をいう（❶）．
- 見直し・改善（A）まで行くと，また次の計画（P）に進むというように，**PDCAサイクル**を繰り返すことで，より魅力的で実効性の高いプログラムへと改善していくことができる．
- 以上の一連の流れを，**栄養教育マネジメントサイクル**と呼んでいる．栄養教育の効果が上がりにくいときは，このサイクルがうまく機能していないことが，理由の一つとして考えられる．

1 計画（Plan）

アセスメント（実態把握）

- アセスメントとは，栄養教育対象者の栄養状態やその環境の実態を把握し，総合的に評価することである．
- アセスメントは，目標を設定するために必要であるが，それ以外にも，アセスメント結果から対象者に沿ったプログラム内容を考えるために必要である．
- アセスメントの項目は，プリシード・プロシードモデル（p.15❷）を参考にしながら，個人要因と環境要因に分けて選ぶと良い（❷）．情報収集方法については❸に示す．

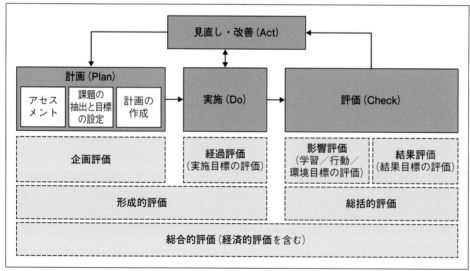

❶ PDCAサイクルと評価の種類

●MEMO●
栄養ケア・マネジメント：ヘルスケアサービスの一環として，個々人に最適な栄養ケアを行い，その実務遂行上の機能や手順を効率的に行うための体制をいう（厚生労働省老健局老人保健課長通知・平成17年9月7日）．PDCAサイクル（栄養スクリーニング，栄養アセスメント・栄養ケア計画，モニタリング，評価など）に沿って行われる．多くの介護施設などで導入されている．

●MEMO●
栄養ケア・プロセス（Nutrition Care Process；NCP）：栄養管理システムや用語・概念の国際的な統一を目指し，アメリカ栄養士会の提案で始まった栄養管理の手法をいう．①栄養アセスメント，②栄養診断，③栄養介入，④栄養モニタリングと評価の4段階で構成されている．言語や概念，方法の国際的な統一により，グローバルな議論や情報共有が可能になる．

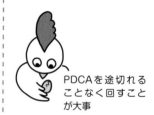

PDCAを途切れることなく回すことが大事

❷ プリシード・プロシードモデルを参考としたアセスメントの項目例

項目			アセスメントの項目例	方法
個人要因	QOL		主観的健康感，幸福度	質問紙法，インタビュー
	健康・栄養状態	身体計測	身長，体重，腹囲など	身体計測
		臨床検査項目	血圧，血液検査など	臨床検査（生理・生化学検査）
		臨床診査項目	主訴，現病歴，既往歴など	臨床診査（問診）
	食習慣	食事内容	栄養素摂取量，食品摂取頻度など	食事調査（食事記録法〈秤量法，目安量法〉，24時間思い出し法，食物摂取頻度調査票，陰膳法）
		食行動	欠食状況，食事時間，共食頻度など	質問紙法，インタビュー，観察法
		食に関する認知	食に関する知識，態度，行動変容の準備性や自己効力感など	
	他の生活習慣		運動習慣，起床・就寝時刻，喫煙習慣など	質問紙法，インタビュー，観察法
	属性		性，年齢，人種，教育歴，職業，年収など	質問紙法，インタビュー
環境要因	ソーシャルサポート，食物へのアクセス，情報へのアクセスなど		職場状況，婚姻状況，居住形態，居住地域，食物の入手先・入手方法，食品・栄養情報の入手先・入手方法など	質問紙法，インタビュー，観察法，既存の統計資料の活用

❸ 栄養アセスメントのための情報収集手法

方法名	内容と具体例
質問紙法	●調査票を用いて調査する方法 （例）自己記入式（自記式）法（対象者が直接記入する方法） 　　　面接聞き取り法（調査者が聞き取りをして記入する方法） 　　　郵送法（調査票を郵送し，返信用封筒で返送してもらう方法） 　　　電話調査法（調査者が電話で聞き取りをして記入する方法） 　　　インターネットリサーチ（ネット上で質問に回答してもらう方法） 　　　留置き法（調査票を配布して記入を依頼し，後日回収する方法）
観察法	●対象者に直接尋ねることはせず，来店客数や買い物の種類の把握といったカウント調査や，視聴率調査など調査対象者の行動を客観的にとらえようとする方法 ●臨床症状の観察，ADL判定など
実測法	●身長，体重，臨床検査など，測定したい項目そのものを調査する方法．食事調査（秤量法，陰膳法）も実測法である
面接法	●面接とは，対面でコミュニケーションをとることを意味しており，調査者が対象者から情報（管理栄養士の場合は，相手の健康・栄養の課題とそれらに関連する内容など）を面接により直接聞き出す方法 ●非指示的面接（調査対象者の状況に応じて自由に質問を行う面接）と指示的面接（質問票に従って質問を行う面接）がある ●個別面接法と集団面接法がある．調査を目的とした集団面接法として**フォーカスグループインタビュー**がある
既存資料の活用	二次データなどを活用する方法

●アセスメントの項目は，評価指標でもある．評価指標とは，目標の到達の程度を把握するための項目である．たとえば，高血圧という課題において，評価指標を「正常血圧の者の人数」にする方法もあれば，「対象者の収縮期血圧の平均値」にする方法もある．

●アセスメントの結果は目標値に対する現状値となる．評価の結果として得られた値と比較するため，評価（Check）でも同じ評価指標を用いなければならない．また，アセスメントの項目を設定したときの対象者と取組後の評価の対象者は，同一でなければならない．

【用語解説】

主訴：患者が訴える主な症状のこと．

現病歴：今の病気がいつからどのように始まり，どのような経過をたどっているかという情報をまとめたもの．

既往歴：過去にかかった病気や手術の記録．

【用語解説】

フォーカスグループインタビュー：ある属性を共有する6〜12名の参加者（初対面）が，あらかじめ決められた調査計画のもとに選択，依頼されて一堂に会し，話したいことを存分に話し，聞きたいことを徹底的に聞くという方法である．グループは，参加者，司会者（インタビュアー），筆記記録者，観察者を構成員とする．グループダイナミクス（集団力学）により，出てきた意見の積み上げや新しい意見により，新たなものを生み出せることが特徴である．

一次データ：特定の目的のために新規に収集されるデータ．

二次データ：過去に他の目的のために収集され蓄えられたデータ．

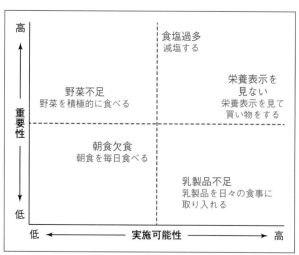

❹ 優先課題の決定：高血圧者が多い地域の課題例
赤字：課題，グレー字：課題解決のための行動目標

【実施可能性には2つの意味がある】
1つめは，対象者側がどれだけ実施できそうかどうか（行動への自信や障害の有無，周囲のサポートなどから総合的に判断する）．
2つめは，実施者側が実施できそうかどうか（費用・労力など）．

課題の抽出と目標設定

- アセスメントの結果，通常，複数の課題があがる．課題は，個人要因である健康・栄養状態，食習慣，食に対する認知と環境要因に分けて整理する．
- 健康・栄養状態において，最優先で取り組む課題を特定する．そのうえで，その健康・栄養状態に影響する食行動を選定し優先順位を決める．
  - 例：高血圧の者が多い地域，あるいは高血圧患者の食行動で，課題の第一優先順位としてあげられるのは食塩摂取行動である．
- 優先順位の決定は，**重要性**と**実施可能性**の2軸で考える（❹）．
- 重要性の判断は，対象者の死因や健康状態に対する影響力の大きさで決める．
- 集団を対象とする場合の実施可能性は，対象者の実施のしやすさに加え，プログラムの実施にかかる費用など，教育の実施者にとっての実施しやすさも含まれる．
- 個人を対象とする場合も，同じように重要性と実施可能性（実際に行動をとる自信）の2軸で尋ね，取り上げる課題の優先順位を決定することができる．
- 健康課題を特定した後，その課題に関係する食行動の課題を抽出する．そして，その食行動の変容に必要な知識や態度，環境要因の課題を整理する．
- プリシード・プロシードモデル（p.15❶）でいうと，プリシードの方向（右から左）に課題抽出と目標設定を行う．❹に課題の抽出の流れ，目標と評価の種類を示す（目標の例は集団の場合とした）．
- 集団を対象とした栄養教育の目標には，「～を増やす」「～を減らす」「～を上げる」「～を下げる」といった，変化の方向性を示す言葉を入れる．
- 個別の栄養教育の場合も，課題の抽出の流れおよび目標設定の考え方は同じである．ただし，個別の場合は，目標の状態になったかどうかで達成を判断するため，「～を

課題の優先順位は重要性と実施可能性の2軸で決定！

Column　対象者や組織にとっての栄養教育を受ける意味

　管理栄養士などの医療従事者は，寿命の延伸や健康増進を重視して目標を考えがちであるが，対象者の目標は，必ずしもそうでない場合がある．個人を対象とする栄養教育では，対象者が何を望んで食習慣改善をしようとしているのか，目標設定において

は，健康の先にあるその人がどのようなQOL向上を望むのかを考える必要がある．また組織における栄養教育では，目標設定の際に，組織の理念（学校では学校教育目標）も考慮する必要がある．

減らす」「〜を増やす」といった言葉は必ずしも必要としない．また，対象者が1人であるため，集団のときに用いられる「割合」という言葉も使わない．
- 個別の（場合の）目標例：「収縮期血圧の平均値を下げる（結果目標）」「野菜を毎日5品食べる（行動目標）」「食塩が多く含まれる料理の知識を身につける（学習目標）」．
- プログラムの実施期間や費用などの現状から実施可能性を考慮し，目標値を設定する．
- **結果目標，行動目標，学習目標，環境目標**については，計画段階で，評価基準（悪化，現状維持，改善傾向，改善を判断する基準）も決定する（**⑤**）．
- 目標は，評価だけでなくプログラム内容にも関係するため，具体的に設定することが必要である．SMART（**⑥**）を考慮して設定すると具体性が高まる．
- 結果目標，行動目標の達成につながる学習目標および環境目標を設定する（**⑦**）．
  - 学習目標の例：食塩が多く含まれる料理の知識がある者の割合を増やす．
  - 環境目標の例：減塩メニューを提供する店舗を増やす．

課題の抽出の流れ	目標の種類	集団の場合の目標の例 （現状値→目標値）	評価の種類*
健康・栄養課題を抽出する	結果目標	収縮期血圧の平均値を下げる （5年後，男性138→134，女性133→129〈mmHg〉）	結果評価
健康・栄養課題に影響する食習慣の課題を抽出する	行動目標	食塩摂取量の平均値を下げる （5年後，10.6→8.0g）	影響評価
食習慣の課題に影響する食知識や態度を抽出する	学習目標	食塩が多く含まれる料理の知識がある者の割合を増やす（1年後，50→70%）	影響評価
同様に，環境要因を抽出する	環境目標	減塩メニューを提供する店舗を増やす（1年後，12→30店舗）	影響評価
学習目標，環境目標を達成するための目標を設定する	実施目標	今年行う減塩イベントで参加者を1,000人以上集める	経過評価
実施目標を達成するための準備を行う	—	スタッフ全員が減塩に関する知識を身につけるため，イベント前にスタッフ研修を行う	企画評価

⑤ 課題の抽出の流れと目標の種類および具体例と評価の種類（集団を対象とした場合）
評価基準例：悪化（現状値より悪化した場合），現状維持（現状値の±5%未満の改善），改善傾向（現状値の±5%以上の改善だが，目標に達成していない場合），改善（目標値に達した場合）
＊：結果評価，影響評価，経過評価をそれぞれ，アウトカム評価，インパクト評価，プロセス評価と呼ぶ場合もある．

⑥ SMARTを用いた目標設定の方法（例：減塩プログラム）

Specific（具体的に）	「血圧を下げる」や「ゆっくり噛んで食べる者の割合を増やす」は，定義があいまいである．「収縮期血圧の平均値を下げる」「20分かけて食事をする者の割合を増やす」
Measureable（測定可能な）	「食塩摂取量を下げる」だけでは，どれくらいの量を下げるのかがわからない．「食塩摂取量の平均値を減らす10.6g→8.0g」とすることで，評価がしやすくなる
Achievable（達成可能な）	「食塩が多く含まれる料理の知識がある者の割合を増やす50%→100%」は目標が高すぎる．「50%→60%」というように，実施期間なども考慮しながら，目標値を決める
Relevant（妥当な）*	社員食堂の利用者が少ない企業において，「社員食堂で食塩相当量3.5g未満の定食を増やす」という目標は，妥当とはいえない．「職場周辺の減塩メニューを提供する協力店を増やす」というように，対象者の生活に関連のある内容にする
Time-bound（期限つき）	「〜年までに」「1年後に〜」というように，目標が達成されるまでの期間を決める

＊：Realistic（現実的な）とする場合もある．

2

栄養教育マネジメント

目標をつくる
段階で評価基準も
決めておくんだね

具体的な目標設
定にSMARTを
用いる

❼ 目標の種類と設定順序

名称・順序	定義	目標設定の方法
①結果（アウトカム）目標	行動目標を反映させた最終結果として望ましい状況や状態を記述した目標のこと	プログラムの実施の結果，最終的な到達目標として，いつまでに，どれくらい変化することを目指すのかを明確に数値で示す
②行動目標	結果目標を達成するために必要な，食行動（生活習慣）の目標のこと	対象者の生活のなかの，いつ・どこで・何の行動を・どのように行うのかを具体的に示す
③学習目標	行動目標を達成するために必要な，知識・スキル・態度などの目標のこと	行動を起こすために，対象者の知識・スキル・態度をどのように変えることを目指すのかを明確にする．目標の達成度が評価できるように，具体的な表現にする
③環境目標	個人や集団の行動目標を達成するために，どのような環境をつくるのかを示した目標のこと	いつ（いつまでに），どこで（どこを），どのような環境にするのかを具体的に示す
④実施目標	学習目標や環境目標を達成するために，栄養教育（プログラム）をどのように実施するかを示した目標のこと	栄養教育をどのように実施するかについて，回数や規模（参加者数）などを具体的に示す

①のメインアウトカムを明確にしたのち，①を達成するために②，②を達成するために③，③を達成するために④，という順序で考える．

計画の作成

- 設定した学習目標と環境目標を，それぞれ達成するためのプログラムを作成する．
- 6W2Hを個々のプログラム上で具体化する（❽）．
- さらに，プログラムの内容を細部まで練り上げる（❾）．

❽ 6W2Hを用いたプログラム作成（例：減塩イベントを開催する）

項目	内容	例
Why（なぜ）	背景と目標	循環器疾患の死亡率が他の地域より高く，高血圧者も多い
Whom（だれに）	対象者	A市の住民
When（いつ）	日時，頻度，1回あたりの時間	10月第3日曜日，10時〜16時
Where（どこで）	実施場所	市民会館
Who（だれが）	実施者	A市健康増進課・産業政策課
What（なにを）	実施内容	市民公開講座，調理体験コーナー，減塩協力店お勧めメニュー試食コーナー，市民減塩レシピコンテスト，減塩相談コーナー，食塩濃度当てクイズ大会，血圧測定
How（どのように）	教材，学習形態などの方法	参加・体験型の内容（Whatを参照），リーフレット（家庭でできる減塩の工夫）の作成
How much（いくら）	予算	50万円（会場費を含む）

6W2Hで考えると漏れの少ないプログラムを作ることができるんだね

❾ プログラムの練り上げに必要な項目

項目	内容	ポイント
対象者の決定	誰に対して栄養教育を行うのかを決定する	一般住民／優先度が高い人 本人／調理担当者
計画書の作成	魅力的なプログラム名，栄養教育内容や方法を考える	タイトルはとても大事 教室の成否を左右する
期間・時期・頻度・時間の設定	いつ，または，いつからいつまでの期間に，何回，1回あたり何時間行うかを決定する	対象者の特性や予算などを考慮する
学習の場の選択と設定	どこで行うかを決定する	保育園，幼稚園，学校，職場，公民館など対象者が参加しやすい場所を選ぶ
実施者の決定とトレーニング	担当者を決定し，事前に役割分担や当日の動きについて打合せをする．スタッフ研修やリハーサルを行うこともある	実施者間の情報共有と良好なコミュニケーションを心がける
教材の選択と作成	対象者や，学習内容に適した種類の教材を選択し，作成する	教材には，視聴覚教材や読む教材，資料だけでなく，表現活動も含まれる
学習形態の選択	集団，小集団，個別などの規模や，対象者の特性にあわせて学習形態を選択する	講義形式，グループワークなど，学習効果を高めるのにどの学習形態が最適かを考える

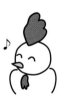

そしてさらにプログラムを練り上げる♪

- プログラムの実施の状況も評価（経過評価）の対象となる.
- 経過評価の目標である，実施目標とその評価指標をあらかじめ設定しておく.
- 実施目標を具体的にすることにより，準備の内容が明確になる．また，実施に向けた準備ができたかどうかの評価が，企画評価になる（p.28を参照）.

栄養教育方法の選択と決定

- 栄養教育プログラムの計画にあたり，対象者の人数やライフステージ・ライフスタイルを考慮しながら，学習目標が達成できるように栄養教育の方法を考える．なかでも，学習形態と教材の選択は重要である（❿，⓫）.

❿ 対象者の規模で分けた主な学習形態と教材

規模による区分[*1]	学習方法	学習形態と適したライフステージ		教材の例	
個別	個別学習	自己学習（読書，e-ラーニング，通信教育，動画視聴など）	学童期〜	テキスト，DVD，動画など	
		個別指導（栄養指導，栄養カウンセリング）	青年期〜	メール，電話など	
グループ（6〜8人）	グループ学習	討議（ラウンドテーブルディスカッション[*2]，ブレインストーミング）	青年期〜	歌，演劇，紙芝居，エプロンシアター，パネルシアター，給食，実物の食品，フードモデル	幼児期〜
		体験（栽培体験，料理体験）実習・実験	幼児期〜学童期〜		
小集団（約30〜40人・1クラス単位）	一斉学習	講義（レクチャー）	全ライフステージ	パンフレット，リーフレット，テキスト，パワーポイント，動画	全ライフステージ
		実演（デモンストレーション）	学童期〜		
		体験（ロールプレイ）	青年期〜		
集団（約100人〜）	一斉学習	講義（レクチャー〈講義〉）	全ライフステージ		
		討議（シンポジウム，パネルディスカッションなど）	学童期〜		
	グループ＋一斉学習の混合	ワークショップ，バズセッション	学童期〜		
不特定多数	—	コミュニティや施設内での掲示	全ライフステージ	インターネットやテレビなどのメディア，チラシ，ポスター，デジタルサイネージ	全ライフステージ
		インターネット上での掲示や配信			
		テレビ（配信やコマーシャル）			

*1：区分は目安である．対象者だけでなく，実施場所の状況を把握し，決定すること.
*2：小集団や集団においても，グループ分けすることで，ラウンドテーブルディスカッションは可能である.

⓫ 栄養教育で用いられる教材の種類と具体例

教材の種類	6章での略号	具体例
印刷教材	㊞	テキスト（書籍），小冊子，パンフレット（数ページあり，綴じてあるもの），リーフレット（1枚もの），おたより，メッセージカード，セルフモニタリングのための記録用紙，献立表など
展示・掲示教材	㊒	実物（食品，箸，食器など），フードモデル，食品カード・料理カード（写真またはイラスト） ポスター，パネル，卓上メモ，カレンダー，標語など
視聴覚教材	㊕	映像教材：ビデオ，DVD，パワーポイントのスライドショーなど 聴覚教材：CD，放送など 視聴覚教材（不特定多数対象）：インターネット（SNSやホームページ），TVなどのメディアからの発信情報
演劇教材	㊐	劇，人形劇，紙芝居，絵本・大型絵本の読み聞かせ，ペープサート，パネルシアター，エプロンシアター，着ぐるみなど ※ストーリー性のあるもの．着ぐるみも演じているものであることからここに分類
実演教材	㊑	歌・ダンス・体操・調理などの実演，アイスブレイクで使用する道具など
通信	—	電話，メール，手紙，連絡帳など ※学習形態が「個別」のみで用いるもの

【教材の用語解説】

リーフレットとパンフレット：リーフレットはペラ（1枚）ものであるのに対し，パンフレットは2枚以上の紙を使用し，8〜16ページ程度の小冊子状になっているものをさす（16ページ以上のものはブックレットと呼ばれることもある）．リーフレットは二つ折り，三つ折りされている場合もある.

チラシ：大量に印刷されて，大量に消費される「散らし」が語源．新聞の折り込み広告やポスティング広告，街中で配られるものなどがあり，商品・セール（販促）情報や告知など，直接的に内容を知らせるために使われることが多い．ポケットティッシュの中に入っているものもチラシである．「目に入ること」が使命であり，デザインや色使いも派手なものが多い．大量印刷された薄めの紙が一般的である.

ポップ（POP）：point of purchase advertising の頭文字をとった略語．印刷物をさすのではなく，主に小売店の店頭プロモーションで使われる広告手法をさす.

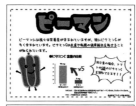

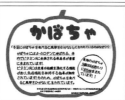

■ **ポップの例（兵庫県立大学食環境栄養課程・山﨑萌依さん作成）**
（p.129カラー・拡大版を参照）

Column　学習形態を理解するための用語解説

ラウンドテーブルディスカッション

　座談会ともいう．対象者は互いの顔が見えるようテーブルを囲むように座り，司会者の説明や進行のもとに討論し，最後は司会者が出た意見を集約したり結論をまとめたりする．

ブレインストーミング

　司会者と記録者を置き，対象者は自由に発言する．批判厳禁（人の意見を批判しない），便乗歓迎（人の意見にどんどん便乗する），質より量（たくさんの意見やアイディアを出す）といったやり方により，新しい物の見方や思ってもみない解決法が生まれやすくなる．

バズセッション

　最初に対象者全員にガイダンス（進め方の説明）やテーマの提示を行い，対象者集団をグループに分けて討議させる．再度対象者全員で，グループ討議で出た意見や結論を全体会で発表し合ったり討議したりする．一斉学習とグループ学習を組み合わせた学習方法である．

　この形で，6人で6分間議論する方法を6-6式討議という．

ワークショップ

　バズセッションと似ている（全体会→グループ→全体会）が，グループ活動時に話し合いを行うだけでなく，何かを作り上げたり（演劇や音楽），作業（ワーク）が入ったりすることが多い．ワークショップは「仕事場」という意味であり，対象者が参加・体験できる能動的な学習であるという特徴がある．

レクチャー

　通常1名の講師が，あるテーマについて多数の対象者に講義や講演をする．一度に多数の対象者に情報を伝えられるが，講師と対象者の双方向のコミュニケーションは限られる．

セミナー

　講演会より小さい規模で行われ，講師の話を対象者が聞く．講習会と呼ばれることもある．

シンポジウム

　あるテーマについて，領域の異なる複数（3〜6名くらい）の専門家がシンポジストとなり，それぞれの専門的立場から話をする．そのあとに，対象者とシンポジストの間，シンポジスト同士で討議をし，テーマへの理解を深めることもある．

パネルディスカッション

　あるテーマについて，立場や意見などが異なる話し手（パネリスト）を複数選び，それぞれの意見を発表する．その後，対象者とパネリストの間，パネリスト同士で討議をして，テーマに対し多面的な理解を深める．対象者は自分の立場や意見に似たパネリストをモデルとした学習（モデリング）を行うことができる．

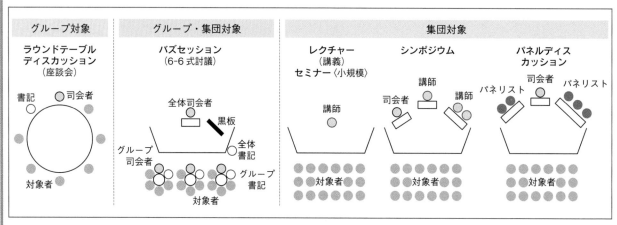

■ 学習形態における人の位置関係

- 対象者の特性（年齢などの属性やライフステージ・ライフスタイル）を考慮することは，ソーシャルマーケティングのセグメンテーションにあたる．
- 「全ライフステージ」が対象となる教材であっても，各ライフステージの特性を考慮して作成しなくてはならない．たとえば，幼児対象の教材ではイラストを多くしたりストーリー性を持たせたりする．高齢者対象の教材では，文字の大きさや見えやすさに配慮する．

2 実施（Do）

- 計画した栄養教育を適切に実行することが，PDCAサイクルのDoの部分にあたる．
- 計画段階（Plan）で準備が十分にできれば，続いて実施段階（Do）に移る．
- 実施段階では，経過評価をしながらプログラムを進める．
- プログラム実施において実施者には，**コミュニケーション**と**プレゼンテーション**の能力が求められる．
- 目標が達成できるよう，実施者は**ミーティング**，**モニタリング**，**実施記録・報告**，**経過評価**を適切に行う．

コミュニケーション

- コミュニケーションには，対象者と実施者のあいだ，および実施者間のコミュニケーションがある．
- 対象者と実施者のあいだのコミュニケーションにおいては，**言語的コミュニケーション**と**非言語的コミュニケーション**に配慮する（⓬）．
- 対象者と実施者のあいだのコミュニケーションにおいては，特に表情やうなずきなどの非言語的コミュニケーションが重要である（p.52を参照）．
- 実施者間のコミュニケーションにおいては，常に情報共有や情報交換を行うように努めることが大切である．たとえば，プログラム前後で打合せを実施したり，実施記録を共有したりしてコミュニケーションがおろそかにならないようにする．
- 実施者間のコミュニケーションにおいても，言語的・非言語的コミュニケーションの両方に配慮する．

⓬ コミュニケーションの種類と例

言語的コミュニケーション	伝える内容，言葉，文字など 例：内容は対象者の行動変容の準備性に適しているか，言葉づかいは対象者のライフステージに適しているか
非言語的コミュニケーション*	言葉以外の表現 例：声の大きさ・高さ，話す速度，抑揚，身振り，手振り，ジェスチャー，表情，服装は適切か

*：非言語的コミュニケーションのうち，声の大きさ・高さ，話す速度，抑揚など，言葉に関係するものを準言語的コミュニケーションと呼ぶこともある．

⓭ 良いコミュニケーションのために注意すること

情報の質	伝える情報は信頼できるものか．対象者が理解・共感できる内容か．対象者にとって関心や魅力のあるものかを確認する
実施者	わかりやすい言葉，声の大きさになるようにする 表情，声，身だしなみなどの非言語的コミュニケーションにも配慮する
時間管理	時間（開始・終了時刻）を守る 相手が質問する時間を設ける
教材，学習形態	対象者のライフステージ，ライフスタイルの特性を考え，効果が上がる教材，学習形態（p.23）を選択する
チャネル	対象者に適したチャネルを活用する（⓮）

コミュニケーション：コミュニケーションとは対人間での意思の疎通や情報共有のことであり，言語的・非言語的コミュニケーション（⓬）がある．自分の考えや主張を相手に理解してもらうために，また，相手の考えなどを理解するために，コミュニケーション能力を高めることが重要である（⓭）．

プレゼンテーション：相手に知ってほしい知識，情報，スキルなど，主に集団に対して正しく，わかりやすく伝える情報伝達手段のこと．「プレゼン」と略されることが多い．

チャネル：情報を伝えるための経路のこと．社会と人，組織と人，人と人の間で，情報はさまざまな手段やメディア（媒体）を介して流れている．対象者に効果的に情報を届けるには，ライフステージやライフスタイルを意識したチャネルの選択が大事である（⓮）．

「目は口ほどに物を言う」
非言語的コミュニケーションは大事

⓮ 対象者と効果的なチャネル

対象者	チャネル
若い世代	SNS（ソーシャル・ネットワーキング・サービス）
勤労者	メール
高齢者	テレビ，新聞，広報誌

2

栄養教育マネジメント

演習　非言語的コミュニケーションには，どのようなものがありますか？

　あなたは，どのように人の気持ちを察していますか？　なんとなく楽しそう，悲しそう，友好的だ，敵対的だ，といったことは，どのような外見，表情，行動，しぐさ，話し方，くせ，などからわかりますか？　p.25 ⑫の例を参考に考えてみましょう．

プレゼンテーション

●対象者に知ってほしい知識や情報をわかりやすく，かつ正しく伝えるためには，プレゼンテーション技術を高める必要がある．

●**プレゼンテーション**は，パワーポイントで作成したスライドを見せながら行うことが多い．より良いプレゼンテーションを行うために，次のことに注意する．

①資料やスライドの説明に終始するのではなく，プレゼンテーションの目的が，対象者の行動変容であることを意識する．

②情報を詰め込みすぎて途中で終わったり，早口になったりしないようにする．また，対象者が最後まで関心をもって聞ける内容や構成にする．

③スライドのほうばかりを見ず，対象者とのアイコンタクトを心がける．

④質問を受ける時間をとる．

⑤事前に，試写やリハーサルをしておく．後方からも見えるように，スクリーンの配置場所や字の大きさも確認する．

ミーティング

●複数のスタッフで栄養教育を行う場合は，直前の**ミーティング**により，スタッフの体調，スケジュール・役割分担，物品や設備などの確認を行い，スムーズに栄養教育が実施できるようにする．

●大きなイベント型の栄養教育の場合には，不測の事態に備えて，事前にスタッフ間の連絡手段を構築しておく．

モニタリング

●栄養教育実施中（Do）に，対象者の参加状況や感想などから，学習目標で設定した知識やスキルの習得状況を把握したり，運営がうまく行っているかをチェックしたりすることで，実施状況を把握することを**モニタリング**という．

●運営状況や，対象者の学習状況などのモニタリングで収集した情報をもとに，**実施記録**をつける．

●対象者が個人の場合は，行動目標（例：起床後のストレッチ）や結果目標につながる記録（血圧や体重など）を行ってもらう．このように，自分の行動を観察し記録することを，**セルフモニタリング**という．

●モニタリングで収集した情報などをもとに，実施目標に対してプログラムがうまく実施できているかどうかを評価することを**経過評価**という（p.28を参照）．

●経過評価の結果，実施目標や当初の計画通りに進み，学習目標や結果目標の達成に向かっているようであれば，プログラムをこのまま進める．

●プログラムが計画通りに進んでいない場合や，学習目標や結果目標の達成状況や達成見込みが思わしくない場合，さらに対象者の出席率や満足度が低い場合は，プログラム実施中であってもプログラムの見直し・改善を前提とする**形成的評価**を行う（p.30を参照）．

●MEMO●
対象者の満足度や学習達成度は，従来は質問紙への自記による把握が主であった．近年のスマートフォンやアプリ（Google form）などの普及により，実施者が作成したウェブ上のフォームに対象者がスマートフォンから入力するという方法もとれるようになった．自動的に結果が集計され出力も簡単だが，個人情報は収集しないなど，インターネットを介した情報の扱いには一定の注意が必要である．

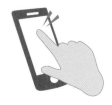

実施記録・報告

- 実施記録を行い，それを組織内や関係者間で報告し情報を共有することで，組織や関係者の理解を得られやすくなる．
- 実施記録は，実施後のカンファレンス（会合）や反省会の資料にしたり，次の栄養教育プログラムを計画する際の参考になるものであり，プログラムの改善に欠かせない．
- スタッフ間で共有されることを考慮し，標準化された方法（決まった形式）で記載することが望ましい．
- 個人が対象の場合は，多職種間で共有されている形式（SOAPなど）が用いられることが多い（⓯）．
- 対象者が集団である場合は，各事業の報告様式（名称，実施日，実施場所，参加人数，実施内容，反省点など）があらかじめ決まっていることが多いので，所定の様式に記載する．
- 実施者以外の人が読むことや，記録として残るものであることを考慮し，冗長な文章や誤字を避け，正確かつ簡潔に書くことが望ましい．

経過評価

- 計画段階で設定した実施目標を評価する（p.28を参照）．実施目標は実施ごとにまとめ，次の取組に反映できる場合は，経過評価を参考に計画を見直す．
- 経過評価の結果は，実施者間で共有するだけでなく，対象者へもフィードバックする．

【用語解説】
SOAP：対象者（患者，介護を受けている人など）の問題点を抽出し，「S（subjective）：主観的情報」「O（objective）：客観的情報」「A（assessment）：評価」「P（plan）：計画（治療）」の4つの項目に沿って記載する方法で，それぞれの頭文字をとってSOAPと呼ばれる．医療や介護に携わる職種は多様であるため，SOAPのような共通の方式で記録をすることで職種間の情報共有や理解が進みやすいというメリットがある．

2 栄養教育マネジメント

⓯ SOAPと記載例

SOAP	記載内容	管理栄養士としての情報収集方法および情報の例
S：主観的情報	対象者や家族が話した内容などから得られた情報	方法：食事記録を一緒に見ながら，記録に記載されていない情報を，対象者との面接のなかで聞き出す 例：「頑張っているのにやせない」「イライラすると甘いものが欲しくなる」「単身赴任してから外食が増えた」「夕食時間が遅く朝は食欲がない」
O：客観的情報	診察や臨床検査，食事調査などから得られた情報	方法：カルテ，食事記録，セルフモニタリングなどから数値を転記する 例：検査値（身体測定値やBMI，体重変化） 食事記録から栄養計算したエネルギーや栄養素摂取量
A：評価	総合的な評価	方法：医師の診断や，SとOの情報を分析・解釈し，総合的に評価する 例：糖尿病食の指示エネルギー1,600 kcalに対し，800 kcalの過剰がある 2か月前の受診から体重が2 kg増加しており，甘いもの，外食，夜遅い食事が多いことが原因の可能性がある
P：計画	治療方針，生活指導（栄養指導を含む）など	方法：Aに基づいて決定する 例：モニタリング計画として体重を毎日1回測定し記録する 栄養教育計画として甘いものが食べたくなったときの対処法をロールプレイで学ぶ，行動目標として「外食では丼や麺類よりも定食を選ぶ」「夜食を徐々に減らし朝食を食べる」の2つを提案する

3 評価 (Check)

- 評価 (Check) の意義は，プログラムの効果や問題点を明らかにし，次のサイクルである，見直し・改善 (Act) につなげ，より有効性の高いプログラムにしていくことである．
- 評価を行うためには，プログラムの計画 (Plan) の段階で，PDC の各サイクルにおいて目標と具体的な評価指標の設定が適切に行われていることが重要である．
- 評価の多くは，❶に示したように目標と対応している (p.18 ❶を参照)．
- 評価により明らかとなった成果や課題は，関係者間で共有し，次の計画の見直し・改善 (Act) へとつなげる．
- 具体的なプログラムと評価は，第7章や付録の栄養教育プログラムに多くの例を紹介している．

企画評価

- **企画評価**では，プログラムの実施に向けた準備 (参加者の募集，スタッフ研修会) が適切に行われたかを評価する (❶)．すなわち，実施目標の達成に向けた準備である．企画評価に相当する目標は設定しない．
- 企画評価は，プログラム実施中には，実施者による観察や，対象者の理解度・満足度などから，プログラムがうまく実施できているかどうかによって評価する．うまく行っていない場合には，計画した教育内容や実施方法の準備が適切だったか，修正が必要かどうかを検討する (後述の**形成的評価**にあたる，❶)．
- プログラム終了後には，計画した教育内容や実施方法 (各目標，プログラムの期間，学習内容の難易度，学習形態や教材が対象者に適していたかなど) について検討する．

経過評価

- **経過評価**では，プログラム実施中に，**実施目標**通りにプログラムが進んでいるか (実施記録から把握) を検討するとともに，対象者の学習内容への理解度や，行動目標，環境目標に対する達成度 (対象者のセルフモニタリング内容から把握) についても検討する．

  (例) 計画内容や打合せどおりに実施できたか：
  　　　教室の参加人数，参加率 (申込数に対する，実際の参加人数の割合)
  　　　対象者の理解度，満足度
  　　　複数回の教室では，参加人数の推移，行動目標への取組状況など

❶ 評価の種類

企画評価	プログラム実施に向けて，準備が適切に行われたかを評価する
経過評価	プログラム実施中に，**実施目標**通りにプログラムが進んでいるかを評価する
形成的評価	プログラム (計画〜実施) が適切であるかどうかを評価する．企画評価と経過評価をまとめた評価．プログラムがうまく進んでいないときは，実施方法の見直しを含めた検討を行う
影響評価	対象者の**行動目標**，**学習目標**や**環境目標**の達成状況を評価する
結果評価	**結果目標**の達成状況を評価する
総括的評価	プログラムを実施した結果 (結果目標) と対象者の変化 (行動目標や学習目標) の達成状況をまとめた評価
経済的評価	プログラム全体でかかった費用と得られた効果との関係を分析し，経済性を評価する
総合的評価	プログラム全体がうまくいったかどうかについて，各評価 (形成的評価〈企画評価と経過評価〉，総括的評価〈影響評価と結果評価〉，経済的評価) の結果から総合的に評価する

各評価の関係性はp.18 ❶を参照．

⑰ 実施目標の達成に向けた準備および企画評価の例（例：減塩イベントを開催する）

実施目標の例	評価指標	準備	企画評価
参加者を1,000人以上集める	冊子の配布数	●チラシ・ポスターの作成，関連機関に配布 ●市のホームページや市民だよりに掲載	●イベントの広報の方法は適切だったか
「満足」と回答する参加者を7割以上にする	当日配布の調査票の「満足」と回答した人数割合	●スタッフ研修および事前打合せを実施	●スタッフは十分な対応ができたか ●イベント当日，トラブルはなかったか
レシピコンテストの応募数を40件以上にする	レシピコンテスト応募数	●市内の小中学校にチラシを配布 ●市のホームページや市民だよりに掲載	●コンテストの広報の方法は適切だったか

⑱ 形成的評価（⑰をもとにした例）

実施目標	経過評価の結果	企画評価の視点	企画評価の結果	形成的評価
参加者を1,000人以上集める	参加者人数800人	●イベントの広報の方法は適切だったか	●配布する団体が偏っていた	評価①
「満足」と回答する参加者を7割以上にする	「とても満足」「満足」と回答した者の割合8割	●スタッフは十分な対応ができたか ●イベント当日，トラブルはなかったか	●大きなトラブルもなく，スタッフも参加者の質問にも対応していた	評価②
レシピコンテストの応募数を40件以上集める	レシピコンテスト応募数52件	●コンテストの広報の方法は適切だったか	●応募数は多かったが，小中学校に案内したため，子どもからの応募が多く，成人からの応募が少なかった	評価③

【形成的評価（企画評価と経過評価をあわせて評価する）】

評価①：参加者数が達成できなかったのは，50～60歳代の参加が少なかったことがあげられる（実施目標が達成できなかった←経過評価）．このことは，チラシの配布先が偏っていたからだといえる（企画評価）．

評価②：参加者の満足度が高かったのは，スタッフの参加者への対応がよかったことがあげられる（実施目標の達成←経過評価）．このことは，スタッフの事前打合せや実施中の情報共有がうまくできていたからだといえる（企画評価）．

評価③：コンテスト応募が52件あり，実施目標を達成できた（経過評価）．ただし子どもとその親からの応募が多かったのは，広報の方法が適切でなかったからだといえる（企画評価）．

結論：①と③の評価結果から，地域のスーパーマーケットやクリニック，スポーツ施設など，幅広い場所での広報活動が今後必要であるといえる．

栄養教育実施記録

記録者：○○○○

実施事業名目的	学習者募集方法	栄養・健康上の課題解決に向けた方法	実施方法	日程・スケジュール	経過評価1（参加率）	経過評価2	次回教室へのフィードバック
ぱくぱく幼児食教室 幼児食の実施や子どもの食べ方で悩みを持つ保護者への支援を行う	食に関連した悩みを持つ幼児の保護者 保育所・幼稚園・子育てこども園・子育てセンターとの連携により，支援が必要な保護者に受講を勧めてもらう	①　食事の1回量や幼児食に適した料理の方法がわからないという保護者からの訴えがある →管理栄養士による具体的な支援を行う ②　①の場合，食だけでなく子育て全般で悩んでいるケースが多い →保健師から子育て相談や子どもの生活面を含む支援を行う（個別相談で対応） ③　相談できる知り合いが近くにいない →教室では，仲間作りも行えるよう支援する	内容 ①グループワーク ②幼児食の話と試食 ③幼児向けの紙芝居 ④個別相談（希望者） スタッフ 保健師　2 管理栄養士 1 ボランティア（食生活改善推進員）2	月1回 第1水曜日（定例） 13時30分受付開始 14時-16時教室 終了後次回の連絡をして解散	呼びかけ20組 参加者16組 出席率80%	全体：各施設との連携により多くの親子が参加していた。 ①グループワークでは，母親自身の気づきとみられる発言が認められた。また，いろいろな思いを語り合うことにより，保護者の育児ストレス解消にもつながっているようであった。 ②③保護者から多くの質問が出た。しかし，話の後半で退屈した幼児が走り回り，話に集中できない様子もみられた。親子でクッキングをしたいとの要望が出た。 ④教室の中でスタッフとの人間関係ができていくことが，参加の継続につながっているようであった。	①　グループワークが十分に行えるよう時間配分する。 ②　③保護者が集中して話を聴けるよう，ボランティアの人数を増やす。親子クッキングを教室に取り入れるために，子どもの踏み台などを調理室に整備する必要がある。 ④　多くの親子と積極的に話をしていく。名札があるとお互い名前で呼び合えるので，次回までに作る。

⑲ 実施記録をもとにした経過評価と次回教室へのフィードバック

●経過評価の結果は，実施者間で共有するとともに，必要に応じて対象者へのフォロー（学習内容の理解度や行動目標達成度が低い対象者への対応）や次回教室へのフィードバックを行う（❶❾）．

形成的評価

●プログラムが適切であるかどうかについては，計画から実施までのプログラムで評価する．すなわち，形成的評価は，企画評価と経過評価をあわせた評価である．
●対象者を評価するものではなく，実施者側を評価するものである．
●経過評価が思わしくない場合には，プログラム実施中であっても，プログラムの準備時を振り返り，企画評価を行い，実施内容の見直し・改善を行って，より良いプログラムへと改善する．
●プログラム終了後に**形成的評価**を行うことで，結果評価や影響評価の背景を理解できる．たとえば，結果評価がよかったとしても，形成的評価として「スタッフの負担が大きかった」があがった場合は，次の計画でのプログラム改善が必要になる．

影響評価，結果評価，総括的評価

●**影響評価**と**結果評価**は，いずれもプログラムを実施した結果，対象者と対象者を取り巻く環境がどのくらい変化したかについての評価であり，これら2つの評価をまとめたものを**総括的評価**という（❷⓿）．

❷⓿ **影響評価，結果評価，総括的評価**

評価の種類	説明	評価のポイント
影響評価	教育により，比較的短期間に生じる効果を評価する	①個人や集団の**学習目標**は達成されたか ②**行動目標**（通常は個人）は達成されたか ③**環境目標**は達成されたか
結果評価	教育後に，最終的に達成をねらった目標（結果目標）がどの程度達成されたかを評価する	①栄養状態は改善したか（数値） ②健康状態は改善したか（数値） ③臨床データは改善したか（数値） ④QOLの向上はみられたか（妥当性・信頼性のある質問紙に答えてもらい，数値化されることが多い） （注）「ある，望ましい行動をとること」がプログラムの最終目標である場合は，行動目標の達成＝結果評価となることもある
総括的評価	プログラムの終了後に，対象者自身と対象者を取り巻く環境がどのくらい変化したかを評価する	影響評価と結果評価を要約したもので，報告書として提出されることもある

❷❶ **結果目標/結果評価および行動目標・学習目標・環境目標/影響評価の例**

目標と評価の種類	目標	現状値	目標値	評価値	評価
結果目標/ 結果評価	収縮期血圧の平均値を下げる（高血圧の改善）	男性 138 mmHg 女性 133 mmHg	男性 134 mmHg 女性 129 mmHg	男性 137 mmHg 女性 132 mmHg	現状維持
行動目標/ 影響評価	食塩摂取量の平均値を下げる	10.6 g	8.0 g	8.7 g	改善傾向
学習目標/ 影響評価	食塩が多く含まれる料理の知識がある者の割合を増やす	50%	60%	70%	改善
環境目標/ 影響評価	減塩メニューを提供する店舗を増やす	12店舗	30店舗	10店舗	悪化

【総括的評価】
行動目標の達成には至らなかったが，学習目標は達成したことから，市民の行動変容は進んでいるといえる．さらに市民への啓発活動の継続と環境目標の達成向けた取組の強化により，血圧自体（結果目標）に変化がみられると考えられる．

㉒ 経済的評価の種類と具体例

種類	プログラムにかかった費用	比較	得られた効果（例）
費用効果	¥		臨床指標，体重などのアウトカム
費用効用	¥		QALY
費用便益	¥	¥	医療費など，金額で表せる効果（便益）

- 総括的評価を行うためには，結果目標（結果評価に対応），行動目標・学習目標・環境目標（影響評価に対応）の各目標に対する個々の評価が必要である．これらを，全プログラム終了後に評価する（㉑）．
- 結果評価では，適切な統計解析方法を用いて結果（プログラム後の数値の改善が，統計的に意味のある変化であったかどうかなど）を評価することが望ましい．

経済的評価

- 経済的評価は，プログラムにかかった費用に対して，どれくらい成果が得られたかを計算するもので，大きく分けて，**費用効果**，**費用効用**，**費用便益**の3種類がある（㉒）．経済的評価を行うことで，プログラムの効果の経済性（他のプログラムより経済性が優れているか，など）を評価することができる
- **費用効果**は，得られた効果に，臨床指標（血圧，中性脂肪，LDLコレステロール，HbA1c，体重，ウエスト周囲長など）を用い，プログラムにかかった費用との比較・分析を行う方法．
  （計算例1）臨床指標を効果の単位として用いる場合：
  　　総費用60万円の減塩プログラムで，対象者集団の平均収縮期血圧が3 mmHg下がった場合，その費用効果は，血圧1 mmHgあたり20万円となる．
  （計算例2）改善者数を効果の単位として用いる場合：
  　　総費用36万円の減量プログラム（体重の5%以上の減量が結果目標）で，30人の参加者のうち目標達成した者は12名であった．この場合の費用効果は，結果目標達成者1人あたり3万円となる．
- **費用効用**では，得られた効果に，**QALY**（クオリー）を用い，プログラムにかかった費用との比較・分析を行う方法．
- **費用便益**では，得られた効果のすべてを金額（どれくらい社員の医療費や治療費が減ったか，社員の欠勤減少によりどれくらい生産性が高まったか，など）に換算し，プログラムにかかった費用との比較・分析を行う方法．便益（プログラムの成果）から費用を差し引いた結果，経済的便益が上回っていれば，プログラムが経済的にみて有益であったということになる．

総合的評価

- 次の計画の見直し・改善に向けて，企画から教室実施，そして結果までの，プログラムに関するすべてをまとめた評価のこと．
- 企画評価，経過評価，影響評価，結果評価などから，総合的に評価を行う．
- 多面的，総合的な振り返りにより，効果があった要因，効果が出にくかった要因を考察し，次回からの計画に役立てることができる．
- 結果評価や影響評価が良好であったとしても，実施者の負担が重すぎたり，費用がかかりすぎたりしていると形成的評価は悪くなり，総合的評価は良くならない．
- 総合的評価の高かったプログラムは継続されやすい．高い総合的評価を目指したプログラムの計画や実施が望まれる．

【用語解説】
QALY（Quality Adjusted Life Year, 質調整生存年）：QALYは生存年と生活の質（QOL）を考慮した指標であり，「完全な健康状態」を1，「死亡」を0として，QOLを0〜1までの効用値として表し，その数値に生存年をかけて算出する．1 QALYは，完全に健康な1年間に相当する．

Column　栄養教育の評価を行うための研究デザイン

無作為（ランダム）化比較試験（Randomized Controlled Trial, RCT）

　栄養教育の対象者を無作為（くじびきや乱数表などを用いる）に割り付けるため，グループ分けに栄養教育実施者の作為や対象者の思い（やる気がある人が教室参加を希望しやすい）といった**バイアス**が入り込まず，栄養教育の効果を判定するうえで，信頼性の高い研究デザインである．介入群と対照群のスケジュールを同時に進める方法と，事後調査後に，栄養教育を実施しない対照群にも同じ栄養教育を実施する方法がある．

非無作為（ランダム）化比較試験（Non-Randomized Controlled Trial, NRCT）

　栄養教育の対象者を介入群（栄養教育と事前調査・事後調査を受ける）と対照群（栄養教育を受けずに事前調査・事後調査のみを受ける）にグループ分けする際に，無作為化をしない方法．性，年齢，生活習慣や臨床指標や準備性などがほぼ同じ集団であれば良好な結果が得られることが期待されるが，一般的に，栄養教育を受けたい人は意欲的で準備性が高い場合が多いため**選択バイアス**（対象者の選び方で生じるバイアス〈偏りや結果を歪める要因〉）が生じやすく，結果の信頼性はRCTに比べて低くなる．

前後比較試験

　対照群をおかずに，栄養教育対象者（介入群）のみを対象とし，栄養教育の前後に行う調査結果を比較する方法．対照群がないため，栄養教育後に良い結果が得られたとしても，栄養教育以外の要因の影響を除くことができないため（例：数か月間の栄養教育で対象者の血圧が下がったとしても，教室実施期間の季節変化〈冬→春〉など他の要因により改善した可能性がある），4つのデザインのなかでは最も信頼度は低い．

＊　　＊　　＊

付記：栄養教育の評価のための研究デザインには優劣がある．そのため，栄養教育の効果を，できるだけ信頼性の高い方法で評価したいと考えがちだが，実際には，時間や費用，実施者や対象者の負担を考えて栄養教育の評価デザインを決めることが多い．しかし，RCT以外の研究デザインによる評価は意味がない，と考えるのは早計である．栄養教育の質を高めるためには，できるところから評価を行うことが大事である．たとえば，新しい教材や栄養教育プログラムを考案した場合，教室の前後比較のデータをとり，従前のやり方で行った栄養教育の前後比較のデータと比べれば，新しいやり方がよかったのどうかを評価することができる．また，栄養教育を受けた群と受けなかった群で，翌年の健診データの改善度に違いがあるかどうかを調べることで教育の効果を評価できる．評価はActに，そしてより優れた計画へとつながるものである．まずは，どのような評価ができそうかを考えてみよう．

■ 栄養教育の介入研究デザイン

4　見直し・改善（Act）

- すべての評価をもとに，次期プログラムの見直し・改善を行う．見直し・改善には，評価の結果だけでなく，プログラムに対する幅広い意見も役立つ．
- 実施したプログラムは，組織内で実施される会議だけでなく，対象者や対象者の家族，学会の専門家などに向けても発信する．
- 広く発信することで，次期プログラムに活用できるさらなる情報が得られるだけでなく，次期プログラムに協力が得られたりする場合もある．
- 発信先の対象者に合わせて，プログラムの実施内容と評価をまとめる．
- 実例を㉓に示す．

㉓ 栄養教育プログラムの見直し・改善（Act）の実例

	社員対象（職域）	地域住民（子ども）対象（地域）
見直し・改善 （今後，より効果の上がる栄養教育プログラムとするため）	● より高い効果を上げるために，教育内容や教材を改善する ● より少ない労力で実施するために，教育プログラムの標準化やマニュアル化を検討する ● より少ない費用で実施できる方法を検討する	● 児童の理解度を高めるために，教育内容や教材を改善する ● より少ない労力や準備時間で実施するために，教育プログラムの標準化やマニュアル化を検討する ● より少ない費用で実施できる方法を検討する
フィードバック （関係部署への成果報告）	● 社内関係部署に報告書を提出する ● 次年度の予算獲得のための社内プレゼン資料とする ● 社内報などに教室の様子や成果を記事として提供する	● 保健センター内や教育委員会，協力が得られた団体へ，報告書を提出・回覧する ● 食生活改善推進員の役員会・研修会などで，協力のお礼とともに成果報告を行う ● 町の広報や学校の食育だよりなどを介して，市民や保護者に教室の内容や様子を伝える
発表（学会など） （得られたデータや知見を公表*）	● データをまとめて学会や研究会で発表し，多くの関係者と情報を共有して助言を得る	● 学会や研究会で発表したり，紙上報告で多くの関係者と情報を共有したりして助言を得る

何のために，発表（公表）するのか	
成果があった場合→**成果を皆の財産に！**	期待した成果が得られなかった場合→失敗も皆の財産に！
● 結果を対象者や関係者に周知する ● 事業継続のための関係部署の理解や予算を得るための説明資料にする ● マンネリを防ぎ，プログラムをさらに充実させるための検討資料にする ● 事例として学会や研究会などで発表する	● 次の計画までに，計画内容や実施方法を見直し改善する ● 実施期間を延長して，長期の効果を確認する ● 評価方法が適切であったかを検討する（結果目標が高すぎなかったか，など） ● 事例として学会や研究会などで発表する

*検査データなど個人情報の扱いには十分に注意する．発表前に必ずスタッフや上司，関係部署などに相談し，事前に許可を得ておく．

豆知識

論文の結果を評価する際，内的妥当性や外的妥当性という言葉が用いられる．

内的妥当性：論文に書かれた研究結果が妥当であるかの程度をさすもので，同じ集団に対して同様の介入を行った場合の，同等の結果の再現性で判断する．うまく実施されたバイアスの少ないランダム化比較試験は，「内的妥当性が高い」と評価される．

外的妥当性：論文の結果を目の前の対象者に当てはめられるかで判断するもので，研究結果を他の集団に当てはめても同等の結果が得られることを「外的妥当性が高い」と評価される．

●MEMO●

p.18のPDCAサイクルの図（❶）をみると（❶から一部抜粋，以下に示す），見直し・改善（Act）からの矢印は，計画（Plan）に向かう①と，実施（Do）に向かう②がある．
①は，プログラム終了後の評価結果に基づいて次の計画の見直しや改善を行うものであり，②は，プログラム実施中の経過評価に基づいて実施中のプログラムの見直しや改善を行うものである．昨今では，気象条件（台風や集中豪雨）や感染症など，思わぬ事態によってプログラムの途中修正を余儀なくされることもあり，実施者の柔軟な対応が求められる．

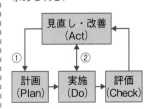

Column　人を対象として得たデータの取り扱い

　研究として，人を対象として得たデータを用いた内容を発表する場合，研究倫理審査委員会の審査を受ける必要がある．研究倫理審査委員会が所属の組織にない場合は，大学などの研究者を共同研究者として迎え，倫理申請も含め，研究を一緒に行うほうがよい．学会発表では，研究倫理審査委員会の承認を求めることは少ないが，論文で発表する場合は，研究倫理審査委員会の承認が必要となる（一部，実践活動報告では，組織長の承認でもよいとするところもある）．

　研究でなくても，アセスメントなどで対象者からデータを得る場合は，以下の点に配慮する必要がある．①調査をする目的を説明し，同意いただいた後に回答していただく，②強制ではなく，回答を断ったとしても，不利益を被らないようにする，③個人が特定される形での公表はしない，④得たデータは，適切な場所で管理し保管する．

カコモン に挑戦 !!

◆ 第34回-107

離乳食教室を企画する場合の，目標とその内容の組合せである．最も適当なのはどれか．1つ選べ．

(1) 実施目標 ——— 家庭で離乳食レシピブックを参照し，調理する．

(2) 学習目標 ——— 成長・発達に応じた離乳食を調理できるようになる．

(3) 行動目標 ——— 集団指導と調理実習を組み合わせた教室を行う．

(4) 環境目標 ——— 市販のベビーフードの入手法を紹介する．

(5) 結果目標 ——— 負担感を減らすために，家族の協力を増やす．

◆ 第33回-110

ラウンドテーブルディスカッションにおいて，管理栄養士がファシリテーターとして初回の進行を務めることになった．初対面の参加者同士の交流を意図した発言である．最も適切なのはどれか．1つ選べ．

(1) 私が皆さんのお名前を順に読み上げます．

(2) 名札を胸に貼って，お互いに名前が見えるようにしましょう．

(3) お一人ずつ，順番に自己紹介をお願いします．

(4) 隣の人から話を聞いて，その方を紹介する他者紹介をしましょう．

◆ 第29回-119

高校女子陸上選手の骨密度増加を目的として栄養教育を実施した．評価項目と評価の種類の組合せである．正しいのはどれか．1つ選べ．

(1) プログラムに競技指導者との連携が含まれていたか ——— 企画評価

(2) 選手の乳製品の摂取量が増加したか ——— 経過評価

(3) 選手の1年後の骨密度が増加したか ——— 影響評価

(4) 選手の食事と競技パフォーマンスに関する知識が増えたか ——— 結果評価

(5) 弁当を手作りすることで，選手の食費が節約できたか ——— 経済評価

解答

◆ 第34回-107　正解(2)

◆ 第33回-110　正解(4)

◆ 第29回-119　正解(1)

カコモン に挑戦 ‼

◆ 第30回-112

メタボリックシンドローム改善を目的とした栄養教育の経済評価に関する記述である.【　】に入る正しいものの組合せはどれか.1つ選べ.

栄養教育の,総費用は,240,000円,学習者は60人であった.学習者のうち,教育の結果目標である,「体重を5%以上減少」を達成できた者は50%であった.結果目標達成者1人当たりを効果の単位とした場合の【 a 】は,【 b 】円であったと計算できる.

	a		b
(1)	費用効果	——	8,000
(2)	費用効果	——	4,000
(3)	費用便益	——	120,000
(4)	費用効用	——	8,000
(5)	費用効用	——	4,000

◆ 第34回-109

K市保健センターにおいて,フレイル予防・改善を目的とする6か月間の栄養教育プログラムに取り組むことになった.体重,握力および歩行速度を測定し,リスク者を特定してプログラムへの参加を呼びかけた.プログラムの効果を判定するための評価デザインである.実施可能性と内的妥当性の観点から,最も適切なのはどれか.1つ選べ.

(1) プログラム参加者の中からモデルケースを取り上げ,教育前後のデータを比較する.
(2) プログラム参加者の,教育前後のデータを比較する.
(3) プログラム参加者と参加を希望しなかった者の,教育前後の変化量を比較する.
(4) プログラム参加希望者を無作為に参加群と非参加群に割り付け,教育前後の変化量を比較する.

解答

◆ 第30回-112　正解(1)

◆ 第34回-109　正解(3)

2

栄養教育マネジメント

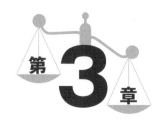

 第**3**章 行動科学の理論とモデル

 学修目標

- 栄養教育で用いる行動科学の各理論とモデルの特徴を説明できる
- 理論とモデルから派生した行動変容技法を説明できる
- 行動変容技法を，食行動の変容のための栄養教育に応用できる

 要点整理

✓ 栄養教育は，食行動の変容を目指しているため，行動科学の理論やモデルの活用が必要である．

✓ 理論とモデルは，開発された背景により，個人レベル，個人間レベル，集団レベルに分けられる．

✓ 理論とモデルには，おのおの特徴があり，それらを理解したうえで，対象者と状況に合わせて，適切に選択し，応用する．

✓ 栄養教育では，理論やモデルから派生した行動変容技法を用いる．

1 行動科学と栄養教育

- **行動科学**（behavioral science）とは，人の行動を総合的に理解し，予測・制御しようとする実証的経験に基づく科学である．
- 行動科学には，**行動変容**を促すさまざまな**理論**や**モデル**があり，これらは概念から構成されている（**❶**）．
- 行動科学の理論やモデルは，個人レベル，個人間レベル，集団レベルに分類できる[*1]（**❷**）．
- 栄養教育では，食行動の変容を目指すため，行動科学の理論やモデルが有用である．
- 人の行動には，性別や年齢などのその人自身の属性や居住地域，家庭などの環境も大きく影響するため，理論やモデルによって必ずしも説明づけられるわけではない．
- 栄養教育を行うにあたって，管理栄養士はさまざまな行動科学の理論やモデルの特徴を理解し，対象者や状況によってそれらを適切に選択し，応用する必要がある．

[*1] 集団レベルは5章「2 集団・組織・地域にかかわる理論と概念」(p.64) を参照.

【用語解説】

行動変容：健康維持・回復のために不適切な行動を望ましいものに改善すること．

理論：事象や状況に系統的な見方を与え，解釈や予測を可能とする．相互に関係する概念からなる．

モデル：複数の概念や理論を含むフレームワーク (枠組み).

概念：理論やモデルを構成する主な要素．

❶ 理論・モデル・概念の概念図
理論は複数の概念を包含し，モデルは複数の概念や理論を含んだ枠組みである．側注の【用語解説】も参照．
●：概念，○：理論，□：モデル．

❷ 栄養教育で用いる行動科学の理論やモデル，概念

個人レベル	個人間レベル	集団レベル
● 刺激-反応理論	● 社会的認知理論	● コミュニティオーガニゼーション
● ヘルスビリーフモデル	● ソーシャルサポート	● エンパワメント
● 計画的行動理論	● ストレスマネジメント	● ソーシャルキャピタル
● トランスセオレティカルモデル	● コミュニケーション理論	● イノベーション普及理論
	● ヘルスリテラシー*	

＊：すべてのレベルで用いられる．

栄養教育に行動科学の理論やモデルは欠かせないんだ！

 3 行動科学の理論とモデル

2 個人・個人間の行動科学の理論とモデル

1 刺激-反応理論

- **刺激-反応理論**(stimulus-response theory，S-R theory)は，学習が刺激と反応によって成立することを示した理論である（**❶**）.
- パブロフ(Pavlov, I)は，先行刺激に結びついて反応（行動）が生じる**レスポンデント条件づけ**（古典的条件づけ）を発見した（**❶**，**❷**）.
- スキナー(Skinner, BF)は，刺激による反応の結果に**強化**という概念を取り入れた**オペラント条件づけ**を発見した（**❸**）.
- 反応による結果が望ましい結果の場合，その結果が正の強化刺激になり，行動が促進される．一方，望ましくない結果の場合，その結果が負の強化刺激となり，行動が減少する（**❹**）.

【用語解説】
強化：報酬や罰などの刺激がその行動を促進する（または妨げる）こと．報酬や罰などの刺激を強化子という．強化には，与えることで行動を促進する（取り除くことで行動を妨げる）正の強化と，取り除くことで行動を促進する（与えることで行動を妨げる）負の強化がある.

3

行動科学の理論とモデル

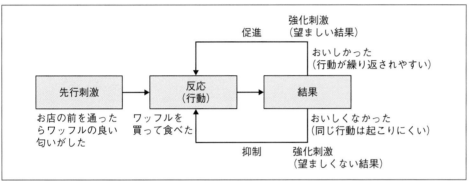

❶ 刺激-反応理論

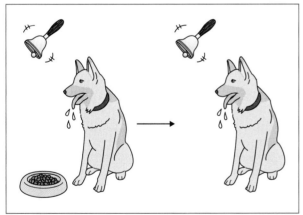

❷ パブロフの実験
イヌはベルを鳴らして餌を与えることを繰り返すと，ベル（条件刺激）を鳴らしただけでよだれを出す（反応）ようになる．これをレスポンデント条件づけ（古典的条件づけ）という.

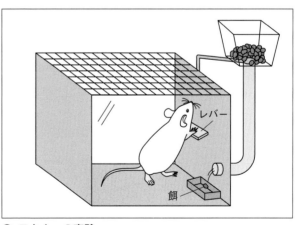

❸ スキナーの実験
レバーを押すと餌が出る装置のついた箱にラットを入れると，ラットはレバーを押して餌（正の強化子）が出ることを経験し，餌を求めてレバーを押すようになる．これをオペラント条件づけという.

❹ 正の強化子と負の強化子

目指すこと	強化の種類	例
行動を促進させる	正の強化子を与える 負の強化子を取り除く	野菜購入者に値引きクーポンをわたす 簡単なレシピで調理時間を短くする
行動を抑制させる	正の強化子を取り除く 負の強化子を与える	ファストフードの子ども向け景品を廃止する お菓子を買ったら，お小遣いを減額する

- 人の行動は刺激と反応が鎖のように連なっている（行動の鎖, **❺**）.
- 刺激−反応理論を応用した**行動変容技法**として**刺激統制**, **反応妨害・拮抗**, **行動置換**, **オペラント強化**がある（**❻**）.

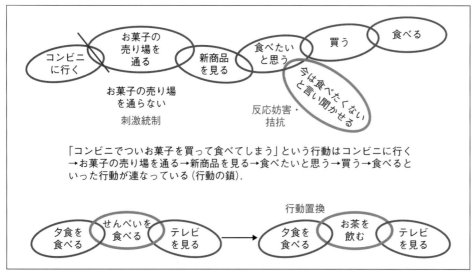

❺ 行動の鎖と刺激統制, 反応妨害・拮抗, 行動置換

❻ 刺激−反応理論に基づいた行動変容技法

行動変容技法	内容	例
刺激統制	刺激を抑制することにより, 食行動（反応）を管理すること	お菓子を食卓に置かない/コンビニエンスストアに寄らない
	刺激を促進することにより, 望ましい食行動をとらせること	野菜摂取を促すために, 冷蔵庫にいつも野菜スティックを入れる
反応妨害・拮抗	反応として起こる行動を抑えること	お菓子を食べたくなったら, 5分間待つ
行動置換	抑えたい行動を別の行動に置き換えること	休憩時間に, 間食をとる代わりに散歩をする
オペラント強化	望ましい結果を増やして行動を促進したり, 望ましくない結果を増やして行動を抑制したりすること	給食を残さずに食べたら, シールがもらえる

【用語解説】
行動変容技法：具体的な行動変容のための手法. 行動科学の各モデルや理論からさまざまな技法が生まれている. 行動療法で用いられる.

●MEMO●
刺激統制, 反応妨害・拮抗, 行動置換：「食べる」ことを抑えるためには, 「食べる」という行動に至るまでの行動の鎖のなかで, どの鎖を切ることができるかを考える. **❺**の行動の鎖で考えると, お菓子の売り場を通らないなどの刺激に働きかける方法を**刺激統制**, 今は食べたくないと言い聞かせるなどの反応に働きかける方法を**反応妨害・拮抗**という. 夕食を食べる→せんべいを食べる→テレビを見るという習慣を変えるときには, 夕食を食べる→お茶を飲む→テレビを見るのように, 「せんべいを食べる」を「お茶を飲む」に置き換えるほうが, 置き換える行動がないよりも行動を変えやすい. このような方法を**行動置換**という.

●MEMO●
行動療法：行動科学を人の問題解決に応用した心理療法. 生活習慣の改善に用いられる（4章1「3 認知行動療法」〈p. 54〉を参照）.

演習　オペラント強化

それぞれの行動に対するオペラント強化として, 具体的な内容を考えましょう.

行動	目指すこと	食行動の例	強化の種類	オペラント強化の具体的な内容
野菜を食べる	行動を促進させる	ヘルシーメニューを食べる	正の強化子を与える	
		野菜を食べる	負の強化子を取り除く	
お菓子を食べる	行動を抑制させる	ファストフードを食べる	正の強化子を取り除く	
		お菓子を食べる	負の強化子を与える	

> ### Column　KAPモデル
>
> 　KAPモデルとは，知識(knowledge)，態度(attitude)，実践(practice)の略で健康教育の基本の枠組み(**1**)のことである．態度や行動を決める要因を含んでいない．たとえば，野菜はさまざまな栄養素を含むという知識を得ることで，野菜を食べることは重要であるという態度が生まれ，野菜を食べるという実践に結びつくことを示している．実践(prac-tice)の代わりに行動(behavior)が使われ，KABモデルと呼ばれることもある.
>
>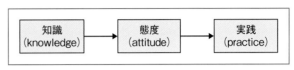
>
> **1** KAPモデル

2　社会的認知理論

- **社会的認知理論**(social cognitive theory)は，人がモデルとなる人々を観察することによって学習すること(観察学習)を提唱した理論．観察に基づく認知プロセスを特徴とする.
- 1977年にバンデューラ(Bandura, A)によって社会的学習理論(social learning theory)が提唱され，1986年に社会的認知理論に改名された.
- 社会的認知理論は，自己調整機能，相互決定主義，効力期待と**結果期待**の関係を含む(**7**).
- **自己調整機能**は，自分の行動を観察し(自己観察)，判断し(判断過程)，評価する(自

●MEMO●
自己調整機能：人は，自分の行動を観察し，自分自身の基準やほかの人の行動と照らし合わせて評価することで，自分の行動を調整・制御する．良い評価(正の自己反応)は自己満足感や自尊感情を高め，悪い評価(負の自己反応)は自責の念や失望感などを引き起こす．このような自己反応は，行動を促進したり抑制したりする動機づけの要因になる.

❼ 社会的認知理論の構成要素

構成要素	意味	適用例
観察学習	人の行動を観察することで行動を獲得する学習方法	昼休みの階段昇降で減量できた同僚をみて，ほかの過体重の社員が階段を使うようになった
自己調整機能 (自己制御)	人は自分の行動を観察し，自分自身の基準やほかの人の行動と照らし合わせて評価することで，自分の行動を調整・制御できる	間食を減らすと決めた人が，毎日の間食を記録し，食べ過ぎた日には次の日の摂取量を調整する方法で行動をコントロールする
相互決定主義	人の行動は，環境と個人の態度などの認知と相互に関係し合っているという考え方	社員食堂に美味しいヘルシーメニューを採り入れたら，食堂利用者が増え，社員の野菜摂取量も増加した
結果期待	ある行動を実行した場合の結果に対する期待やイメージ	間食を食べる回数を減らせば，すぐに体重が減るだろうと期待する
自己効力感 (効力期待)	ある行動を実施できるという気持ち	「毎日通勤で30分間歩くことは，自分にはできる」，という気持ちをもつ

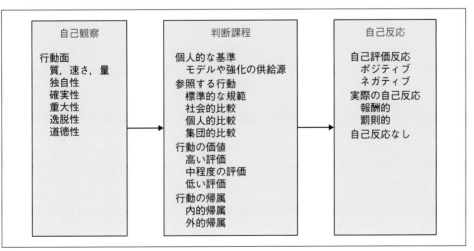

❽ 自己調整機能
(日本道徳性心理学研究会．道徳性心理学—道徳教育のための心理学．北大路書房；1992より)

3

行動科学の理論とモデル

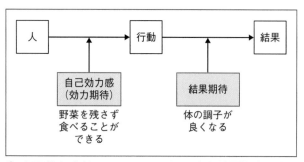

❾　自己効力感（セルフ・エフィカシー）と結果期待の関係（野菜摂取行動を例として）

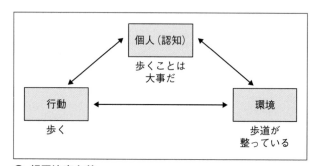

❿　相互決定主義
（Bandura A. The self system in reciprocal determinism. American Psychologist 1978；33：344-358より）

⓫　自己効力感（セルフ・エフィカシー）を高める種類

種類	内容	具体的な例（野菜を食べる／自己効力感を高める）
成功体験（遂行行動の達成）	実際に経験し，成功体験をもつこと（スモールステップ，ロールプレイ）	食べやすい量や種類の野菜を，少しずつから食べる
代理的経験	他人の行動を観察したり，話を聞いたりすること（モデリング）	野菜が好きな友達の様子を見たり，話を聞いたりする
言語的説得	周りからの励ましや自分で言い聞かせること	友達から「大丈夫，食べられるよ」と声をかけてもらう
情動的喚起	自分の生理状態（ドキドキするなど）を知覚し，気持ち（情動）をコントロールすること	苦手な野菜を見ても，動揺しないように心を落ち着かせる

豆知識
セルフモニタリング（自己監視法）：自分の行動を観察して記憶することをセルフモニタリング（self-monitoring）という．自己監視法ともいう．たとえばダイエットのために毎日体重を記録すると，体重の増減が目にみえ，体重が減ると嬉しくなって，やる気が高まる．

己反応）ことで，自分の行動を調整・制御する機能である（❽）．
- 相互決定主義とは，行動，環境，認知は，相互に影響を与え合い，互いの決定要因となるという考え方である（❾）．
- 効力期待（efficacy expectancy）は，行動の説明率が高いことから，独立した概念としても扱われ，**自己効力感**（セルフ・エフィカシー，self-efficacy）と呼ばれるようになった．現在では，効力期待より，自己効力感と呼ばれることのほうが多い．自己効力感は，行動変容に関するさまざまなモデルや理論とのかかわりも深い．
- 自己効力感と結果期待（outcome expectancy）の両方が肯定的であると，行動の実施可能性が高まる（❿）．
- 自己効力感を高める主な種類は，成功体験（遂行行動の達成），代理的体験，言語的説得，情動的喚起の4つである（⓫）．
- 自己効力感を高める具体的な方法には，**スモールステップ**，**モデリング**，**ロールプレイ**がある．

豆知識
ソーシャルスキルトレーニング：モデリングやロールプレイを通して，社会的なスキルを身につけることをソーシャルスキルトレーニング（social skill training，社会技術訓練）という．社会的なスキルとは，自分の考えを相手に伝えたり，相手の話を聴いたり，人間関係を深めたりする能力のことである．お酒を飲みに誘われたときに断るスキルも社会的なスキルの一つといえる．

Column　自己効力感（セルフ・エフィカシー）を高める方法

スモールステップ

　成功体験を積み重ねていけるように，行動の達成目標を少しずつ段階的に上げていく手法をスモールステップ（small step）という．たとえば，間食を毎日3回していた人がまったくしないという目標を立てると達成が難しいが，1日2回までとする，1日1回までとする，というように段階を踏むと達成しやすくなる．1つの目標が達成できると，次の段階の目標も達成できると思う気持ち（自己効力感）が高まる．

モデリング

　人は他人の行動やその結果から学んで自分の行動を形成することができる．これを観察学習という．

観察する対象をモデルと呼び，モデルの行動を真似ることをモデリング（modeling）と呼ぶ．モデルには，直接的に接する人々（家族，友人など）だけでなく，テレビやソーシャルメディアに登場する人々も含まれる．

ロールプレイ

　実際の場面を想定して練習する方法を，ロールプレイ（role play）という．たとえば，お酒を飲みに誘われた場面を想定し，どのように断るかを実際に練習してみると，具体的な言葉まで浮かび，シミュレーションできる．ロールプレイをすることで，お酒に誘われても断ることができると思う気持ち（自己効力感）が高まる．

演習　社会的認知理論

　社会的認知理論に基づいて，「勉強する」という行動の結果期待と，「勉強する」という行動の自己効力感が低くなる場面を考えましょう．また，自己効力感が低くなる場面でどういう対策をすれば，自己効力感が高められるか考えましょう．

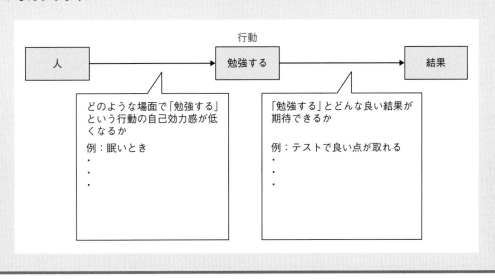

カコモン に挑戦 ‼

◆ 第34回-99
社会的認知理論に基づいて，便秘で悩んでいる中学生に野菜摂取を促す支援を行った．結果期待を高めるための支援である．最も適当なのはどれか．1つ選べ．
(1) 便秘が続くことにより生じる，身体への悪影響を説明する．
(2) 野菜摂取が便秘に及ぼす好影響を，図示して説明する．
(3) 食べた野菜の量と種類を，1週間記録することを勧める．
(4) 家族に，野菜料理を増やすように頼むことを勧める．
(5) 便秘が解消できた人が，身近にいないかを尋ねる．

解答
◆ 第34回-99　正解（2）

3 ヘルスビリーフモデル

- ●**ヘルスビリーフモデル**（health belief model；HBM）は，人が病気の予防や発見に必要な行動を行うかどうかを説明するモデルである（**⑫**，**⑬**）．
- ●1950年代に公衆衛生の分野で結核の検診受診を促すために開発され，検診行動やワクチン接種，禁煙や生活習慣改善などの個人への介入に応用されている．
- ●人の行動には，**罹患性**と**重大性**をかけ合わせた**脅威**や**利益**と**障害**が影響する．
- ●構成概念の一つである自己効力感は，社会的認知理論の開発後に加えられた．

●MEMO●
罹患性と重大性をかけ合わせた脅威とは，「ある疾患に自分自身がかかる可能性の評価（罹患性の認知）」と「その疾患にかかったときの重大さの程度（重大性の認知）」をかけ合わせて認知された「その疾患に対して抱くその人にとっての恐ろしさ」のことである．

●MEMO●
予防行動を例にとった場合，予防行動をとる利益（メリット）と予防行動に対する障害（デメリット）を評価し，メリットが上回っていれば行動をとる可能性が高まる．意思決定バランスとも呼ばれる（p.46 **⑲**を参照）．

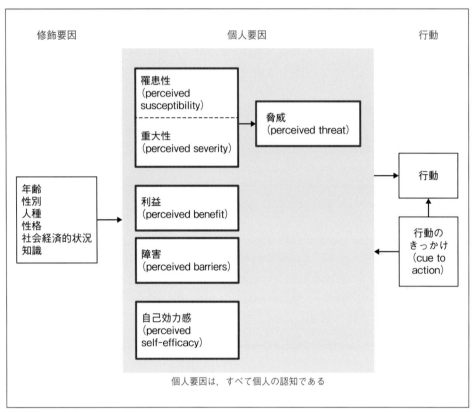

⑫ ヘルスビリーフモデル

⑬ ヘルスビリーフモデルの構成概念

構成概念	意味	例（大腸がん検診）
罹患性	自分が病気になったり，健康問題を抱えたりする可能性に対する認識	大腸がんにかかった親戚がいるので，自分も大腸がんにかかりやすいと思っている
重大性	病気や健康問題の痛みなどの重症度や生活などへの影響，放置した場合の深刻さへの認識	大腸がんになると，入院や手術が必要になり，生活への影響が大きいと思っている
脅威	罹患性と重大性をかけ合わせたもの	大腸がんはこわいと思っている
利益	ある行動によって健康問題やその重大性が軽減されるという認識	大腸がん検診を受ければ，大腸がんを早期に発見することができると思っている
障害	ある行動を起こす妨げに対する認識	大腸がん検診は費用がかかると思っている
自己効力感	実際に行動をとることができると考える信念（自信）	時間を調整して大腸がん検診を受診することはできると思っている
行動のきっかけ	行動の引き金となること	大腸がん検診の受診案内を見た

大腸がん検診にヘルスビリーフモデルを用いた場合，大腸がんの家族歴があって（罹患性），大腸がんにかかると入院や手術をする必要があり，生活への影響が大きいと思っていると（重大性），大腸がんを脅威に感じる（脅威）．大腸がん検診を受けると早期に発見できること（利益）が費用（障害）よりも自分にとって大事だと感じ，時間を調整して受診することはできると思っており（自己効力感），医療機関からの案内があれば（行動のきっかけ），大腸がん検診の受診可能性は高い．

演習　ヘルスビリーフモデル

　疾病の予防・管理にかかわる行動を □ に書き，ヘルスビリーフモデルに基づいて，修飾要因を整理して書き出し，個人要因，行動のきっかけに対する働きかけを具体的に考えましょう.

　行動の例：糖尿病予備群の患者に糖尿病を予防するための食事療法を行う，乳がん検診に行く，など

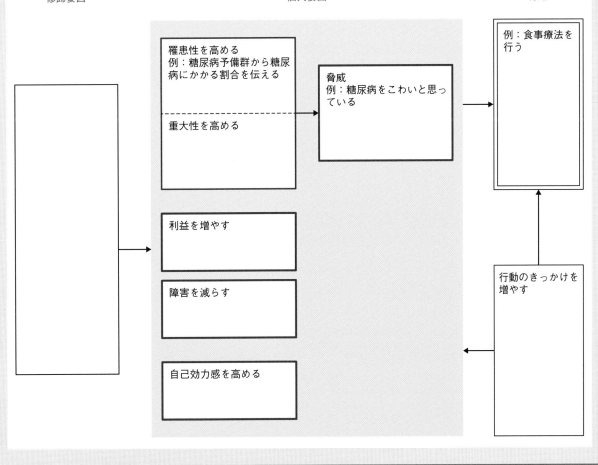

3

行動科学の理論とモデル

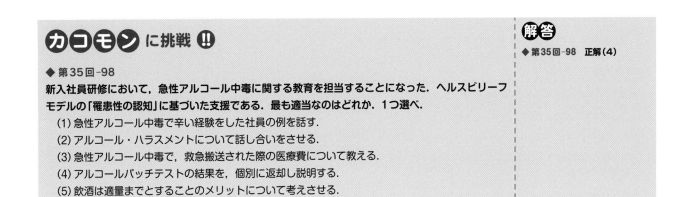

4 計画的行動理論

- **計画的行動理論**（theory of planned behavior）は**行動意図**（behavioral intention）が実際の行動に影響することを示した理論である.
- 行動意図にはその行動に対する**態度**や**主観的規範**，**知覚された行動のコントロール感**が影響する（⓮，⓯）.
- 計画的行動理論のなかで，知覚された行動のコントロール感がないものが合理的行動理論（theory of reasoned action）である.合理的行動理論が最初に開発され，その後，知覚された行動のコントロール感が加わり，計画的行動理論となった.
- 禁煙，飲酒のコントロール，受診行動，運動，食行動などのさまざまな行動の予測に使われている.

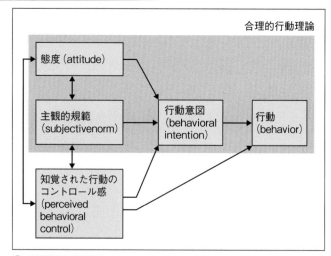

⓮ 計画的行動理論

⓯ **計画的行動理論の構成概念**

構成概念	意味	例
行動意図	ある行動を実行しようとする意思	減塩したいと思っている
態度	ある行動への気持ち.ある行動がどのくらいその結果をもたらすと思っているか，結果に対してどのくらい価値をもっているかで決まる	減塩すると血圧が下がり，血圧が下がると体調が良くなるため，減塩は自分にとって行う価値があると思っている
主観的規範	周囲の期待に対する気持ち.周りの人がその行動をとるべきと思っていると感じるか，自分がそれにどのくらい応えたいと考えるかで決まる	家族は減塩してほしいと思っていて，自分は家族の思いに応えたいと思っている
知覚された行動のコントロール感	ある行動をコントロールできると思う気持ち.ある行動をとるための支援や知識がどのくらいあると思っているか，それらによって行動がどのくらい容易になると思っているかで決まる	家族は減塩食品を使っており，減塩に協力的である.減塩食品を使えば負担感が少なく減塩できると思っている

●MEMO●
「知覚された行動のコントロール感」は，自己効力感（セルフ・エフィカシー）とほぼ同義である.

演習　計画的行動理論

対象者に「これから実行してほしい行動」を1つ考えて，行動の欄に書き，態度，主観的規範，知覚された行動のコントロール感を高めるための管理栄養士としての声かけを考えましょう.

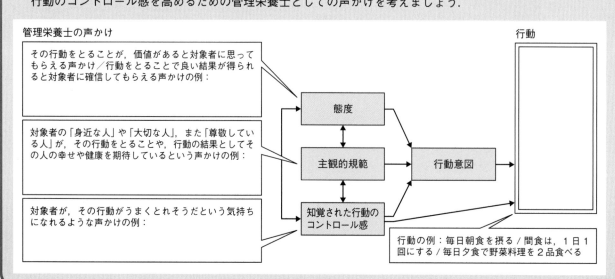

5　トランスセオレティカルモデル

● トランスセオレティカルモデル（transtheoretical model；TTM）は，人の行動が変化する過程には**準備性**（readiness）による段階（変容ステージ）があることを示したモデルである.

● 1983年にプロチャスカ（Prochaska, JO）らが，禁煙教育の研究で，喫煙者の禁煙する過程を調べた結果をもとに開発し，さまざまな健康行動に応用されている.

● 人の行動が変化するまでには，10の**変容プロセス**（⓰）を通り，5つの**変容ステージ**（⓱）を進む.

⓰ 10の変容プロセス

変容プロセス		内容	栄養教育での具体例
認知的プロセス	意識の高揚 (consciousness raising)	行動変容のために，新しい情報を集める	減塩方法や減塩食品に関する情報を集める
	感情的体験 (dramatic relief)	行動を変えたとき（変えなかったとき）の気持ちを考える	減塩して血圧が下がったときの気持ちを考える
	環境への再評価 (environmental reevaluation)	行動を変える（変えない）ことによる周囲への影響を考える	減塩して血圧が下がったら周囲がどう思うかを考える
	自己の再評価 (self-reevaluation)	行動を変える（変えない）ことによる自分への影響を考える	減塩して血圧が下がったらどのような良いことがあるかを考える
	社会的解放 (social liberation)	周りや社会が行動変容を支援する方向に変化していることに気がつく	スーパーの売り場で減塩食品の種類が増えていることに気がつく
行動的プロセス	自己の解放 (self-liberation)	行動変容をしようと決断し，宣言する	1日の食塩摂取量の目標を立て，目標宣言・行動契約をする
	行動置換 (counter-conditioning)	問題行動に代わる行動を取り入れる	漬物の代わりに生野菜を食べる
	強化のマネジメント (reinforcement management)	行動を変容したり，維持したりするための強化（報酬や罰）を行う	減塩を1か月達成できたら旅行に行く，などのごほうびを設定する
	刺激統制 (stimulus control)	行動変容や維持を妨げるものを取り除いたり，促すものを取り入れたりする	食卓に塩を置かない，漬物を買わない
	援助関係の利用 (helping relationship)	行動変容に役立つソーシャルサポートを活用する	家族に減塩の弁当を作ってもらう

⓱ 5つの変容ステージ

変容ステージ	内容
前熟考期 (precontemplation)	6か月以内に行動を変えるつもりがない
熟考期 (contemplation)	6か月以内に行動を変えるつもりである
準備期 (preparation)	1か月以内に行動を変えるつもりである，あるいは少しずつ始めている
実行期 (action)	新しい行動を始めて6か月未満である
維持期 (maintenance)	新しい行動を始めて6か月以上である

* 前熟考期を無関心期，熟考期を関心期と呼ぶこともある.
* 変容ステージの定義に用いられている期間は，禁煙行動で示された期間であり，食行動では異なるという意見もある.

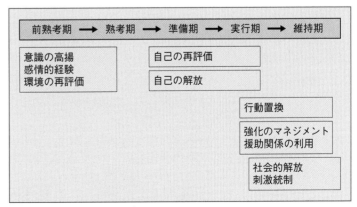

⓲ 変容ステージと変容プロセスの関連

(Prochaska JO, et al. Changing to Thrive：Using the Stages of Change to Overcome the Top Threats to Your Health and Happiness. Hazelden Publishing；2016. p.84を参考に作成)
変容ステージと変容プロセスの関係は，禁煙行動を中心とした研究で示されたものであり，食行動で必ずしもこれがあてはまるとは限らない.

3

行動科学の理論とモデル

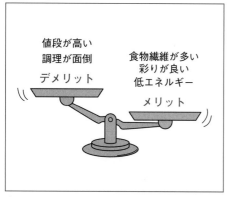

⑲ 意思決定バランス（例：野菜の摂取）
行動に対するメリットをデメリットより重要視
すると，行動を起こす．たとえば，野菜は値段
が高く，調理が面倒というデメリットがあるが，
野菜を食べると，食物繊維を摂取でき，料理の
彩りが良くなり，低エネルギーに抑えられると
いうメリットがある．メリットのほうを重要だ
と感じると，野菜を食べる意思が高まる．

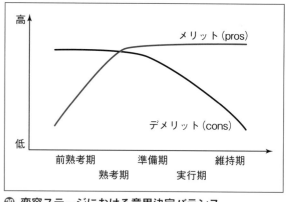

⑳ 変容ステージにおける意思決定バランス
変容ステージでは前熟考期から維持期にかけて，メリットは
高まりデメリットは低くなる．
(Velicer WF, et al. Smoking cessation and stress management：applications of the
transtheoretical model behavior change. Homeostasis in Health and Disease 1998；
38：216-233を参考に作成)

- 変容プロセスには，認知的な変化が中心となる認知的なプロセスと，実際の行動が伴う行動的なプロセスがある．
- 準備性の低い段階には認知的なプロセス，準備期以降の変容ステージでは行動的なプロセスが有効といわれている（⑱）．
- TTMの構成概念の一つに**意思決定バランス**（decisional balance）がある．
- 意思決定バランスとは，人が意思を決定するときに，その決定に伴うメリット（pros）とデメリット（cons）を考え，メリットがデメリットを上回る時に意思が決まることを意味する（⑲，⑳）．
- TTMは自己効力感（セルフ・エフィカシー）とも関係が深い．自己効力感は変容ステージの前熟考期で最も低く，準備性があがるにつれて高くなる（Column参照）．

> 🫘 豆知識
> **TTMを食行動に適用する際の注意点**：禁煙にTTMを適用した場合，喫煙をやめるという一つの行動が目標となり，実行できている/できていないの白黒がはっきりしている．しかし，食行動では野菜の摂取量を増やす，脂質や食塩の摂取量を控えるなど行動が多様で，実行できているか否かの判断が難しい．したがって，TTMを食行動に適用する際は，変容させる行動を一つにしぼり，栄養素レベルではなく食品，料理，食事レベルの内容とすると評価しやすい．

Column　変容ステージ，自己効力感（セルフ・エフィカシー）と誘惑

変容ステージが前熟考期から維持期へ進むにつれて，自己効力感（セルフ・エフィカシー）が高まる（**1**）．反対に，行動変容を妨げる誘惑は低くなる．誘惑は「イライラしているとき」や「忙しいとき」に感じやすく，具体的な誘惑場面には，禁煙時の吸いたくなる場面や，間食を控えているときの食べたくなる場面などがある．誘惑場面をあらかじめ把握し，対策を考えることで自己効力感も高まる．

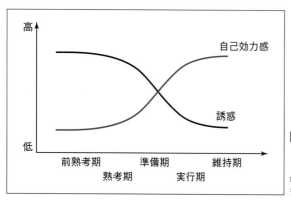

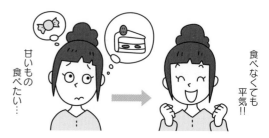

1 変容ステージにおける自己効力感（セルフ・エフィカシー）と誘惑
(Velicer WF, et al. Smoking cessation and stress management：applications of the transtheoretical model behavior change. Homeostasis in Health and Disease 1998；38：216-233を参考に作成)

演習　トランスセオレティカルモデル

1. 前熟考期，熟考期，準備期，実行期，維持期にあるあなたの行動をそれぞれ考えましょう．
2. 変容ステージを次に進めるためには，どのようなことをしたら良いかを考えましょう．
3. 隣の人とペアになって，いずれかの変容ステージであげた行動について，どのような状態であるかを説明し，どの変容ステージであるかを当て合いましょう．また，次の変容ステージへ進むためにどのようなことをしたら良いかをアドバイスし合いましょう．

変容ステージ	行動	次のステージへ進むためには…
例) 熟考期	英会話教室に通う	英会話ができるようになったら，自分にどのような良いことがあるかを考える（自己の再評価）
前熟考期		
熟考期		
準備期		
実行期		
維持期		

3

行動科学の理論とモデル

6　ソーシャルサポート

- **ソーシャルサポート**（social support）は，人と人とのつながりのなかでやり取りされる支援である．
- ハウス（House, JS）は，ソーシャルサポートを情動的サポート，道具的サポート，情報的サポート，評価的サポートの4つに分類した（㉑）．
- ソーシャルサポートはストレスへの予防や緩衝効果，健康への直接的な効果がある．
- ソーシャルサポートが高いほど，精神衛生や主観的健康感，認知機能，社会活動度，QOLの度合いが高くなる．

㉑ **4種類のソーシャルサポート**

ソーシャルサポート	内容	具体例
情動的サポート	慰めや励まし，思いやりなどの感情的なサポート．信頼や愛情，心配も含まれる	「大丈夫，うまくやれるよ」と声をかける
道具的サポート	手段や道具などの直接的な物の支援．直接的で具体的な援助だが，見えない「サービス（送迎など）」も含まれる	計量スプーンを買って渡す
情報的サポート	役立つ情報やアドバイス．単なる情報以外にも，助言や提案も含まれる	ヘルシーミールが食べられる店のリストを渡す
評価的サポート	行動に対するフィードバックなどの評価を伴うアドバイス．情報を含むものもあるが，対象者の自己評価に役立つ情報を提供しているかどうかが，見極めの分かれ目になる	目標が達成できていることを伝える

豆知識

ソーシャルネットワーク：社会的なつながりのことをソーシャルネットワーク（social network）と呼ぶ．栄養教育を行ううえで，対象者がどのようなソーシャルネットワークをもち，ソーシャルサポートを得られるのかを把握する必要がある．

●MEMO●

ソーシャルサポートのストレス・健康への影響：ソーシャルサポートには，身体的・精神的な健康をもたらす3つの効果がある．①ストレッサーの認知的評価を下げ，自分にとってストレスが強いと感じるイベント自体を減らす効果がある．たとえば，同じ出来事でも周囲の支援があるほうがポジティブにとらえられる．②ストレッサーによる健康状態の悪化を弱める緩衝効果がある．たとえば，失業や死別などの長期的な問題に対して周囲からの支援があれば精神状態は保たれる．③健康への直接効果がある．たとえば，他者からの支えによって，抑うつ症状は低減する．

Column　ソーシャルサポートを上手に活用するために

1. 誰がサポートするのか？

　家族，友人，同僚，近所の住民，医療従事者，支援団体（NPO），行政の相談窓口の職員など，エコロジカルモデルで考えるとよい．

2. 何をサポートするのか？

　情動的サポート，道具的サポート，情報的サポート，評価的サポートの4種類のサポートを単独，ま

たは組み合わせる．

3. いつサポートするのか？

　時期を考えることも大事である．大切な人と死別した人には，直後には情緒的サポート（寄り添い）を行い，時間が経過し気持ちが落ち着いた頃に，道具的・情報的サポート（より具体的な支援）を行っていく．

演習　ソーシャルサポート（ワークシート）

1. 自分がしよう，したいと思っている行動に対して4種類のソーシャルサポートを考えましょう．
2. 周りの人と話し合って，ほかにどのようなソーシャルサポートがあるかを考えましょう．

行動：	
ソーシャルサポート	具体例
情動的サポート	
道具的サポート	
情報的サポート	
評価的サポート	

3. 減塩を目指した栄養教育を行っています．下記のソーシャルサポートは4種類のうち，いずれのサポートにあたるかを考え，線でつなげましょう．

情動的サポート	減塩できたことをほめる
道具的サポート	簡単なレシピを渡す
情報的サポート	大丈夫，うまくできると励ます
評価的サポート	減塩の調味料を渡す

7　ストレスマネジメント

- ストレスは，行動変容の障害になることが多い．そのため，行動変容を促す際に，**ストレスマネジメント**（stress management）が必要となる．
- ストレスとは，外的刺激や環境（ストレッサー）により全身の適応反応（**汎適応症候群**）が生じるプロセスである．
- ストレッサーには，騒音や振動，温度などの物理・化学・生物学的ストレッサーとライフイベント（引っ越しなど），日常のイライラする出来事（渋滞など），慢性ストレッサー（生活のなかで長期的な刺激となるストレッサー．長時間勤務など）がある．
- 嫌なことや悲しいことだけでなく，嬉しいこともストレスの原因になる．たとえば，進学や就職，妊娠，出産などの喜ばしいことも，環境の変化というストレッサーになりうる．
- ストレスへの対処（**ストレスコーピング**）には，**問題焦点型対処**と**情動焦点型対処**がある（㉒）．

【用語解説】
汎適応症候群：さまざまなストレッサーによって起こる身体的な反応のこと．

●MEMO●
ストレスは直接心身の健康に影響を及ぼすこともあるが，ストレスへの対処として行った喫煙や飲酒，過食などの不適切な行動を通して心身に悪影響を及ぼすこともある．

㉒ 問題焦点型対処と情動焦点型対処

対処	内容	具体例 （試験前のストレスに対して）
問題焦点型対処 (problem-focused coping)	ストレッサーを除去するために，その原因を解決しようとすること	過去問を解いたり，情報収集をしたりして，試験対策を行う
情動焦点型対処 (emotion-focused coping)	ストレッサーによって生じた不快な感情をコントロールしたり，感じ方や考え方を変えたりすること	友達と話して，気晴らしをする

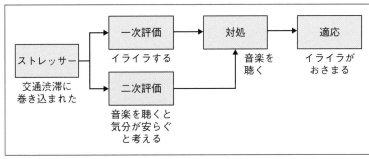

㉓ ストレッサーから適応に至るプロセス

● 人はストレッサーに対して，ストレッサーがもたらす影響を評価し（一次評価），自分がそれを乗り越えられるかを評価する（二次評価）．次に，ストレッサーに対して対処行動がとられ，心理状態や身体症状などの適応に至る（㉓）．

8　コミュニケーション理論

● 個人や集団などのさまざまなレベルのコミュニケーションにかかわる理論を包括して**コミュニケーション理論**（communication theory）という．マスメディアなどの**チャネル**を介したコミュニケーションなど，集団や社会におけるメディアの効果も含む．

● メッセージの**フレーミング効果**（framing effect）によって，対象者の受けとめ方が異なるため，マスメディアにおけるコミュニケーションでは注意が必要である．

● 健康状態の向上を目的とした個人および地域社会の意思決定のためのコミュニケーションをヘルスコミュニケーション（health communication）という．

● ヘルスコミュニケーションを円滑に行うためには対象者の**ヘルスリテラシー**（health literacy）を考慮する必要がある．

● ヘルスリテラシーにはさまざまな定義があるが，健康に関する情報を入手し，理解し，評価して，活用する4つの能力が含まれる定義が一般的である（㉔）．

● ナットビーム（Nutbeam, D）は，ヘルスリテラシーを「良い健康状態を推進して維持させられるような情報にアクセスし，理解し，利用するための個人の意欲と能力を決める認知的社会的スキル」と定義し，3つのレベルを提唱した（㉕）．

● ヘルスリテラシーを考慮する具体的な場面として，①疾病予防，②ヘルスケア，③ヘルスプロモーションの3つがある．ヘルスリテラシーが低いことによる問題点を㉖に示す．

● ヘルスコミュニケーションをうまく進めるためのコミュニケーションの取り方を㉗に示す．

● ヘルスコミュニケーションがうまくいかないと**アドヒアランス**（adherence）が低下する．

● リスクに関する内容で個人，機関，集団間で行われるコミュニケーションを**リスクコミュケーション**（risk communication）という．

●MEMO●

一次評価：自分にとって有害なのか，脅威なのかを判断する．

二次評価：自分はその状況をどれくらいうまく対応できるのかを判断する．

【用語解説】
チャネル：情報を伝達する経路．たとえば，テレビ，新聞，SNSなど．

フレーミング効果：表現の仕方（ポジティブ／ネガティブ）を変えることにより，受け手の印象や意思決定を変えること．たとえば，「手術Aは90％成功する」「手術Bは10％失敗する」と説明すると，客観的には同じであるにもかかわらず，多くの人は手術Aを選択する．行動経済学の手法の一つでもある．

ヘルスリテラシー：健康情報を入手し，理解・評価して，それを効果的に活用するための知識・意欲・能力のこと．それらを日常のヘルスケアや疾病予防に用いることで，健康やQOLを向上できる．

アドヒアランス：医療現場で患者が治療方針の決定に賛同し，積極的に治療を受けること．患者のヘルスリテラシーが低く，ヘルスコミュニケーションがうまくいかない場合，患者は自分の疾病や治療について理解できておらず，処方された薬を飲まなかったり食事療法を行わなかったりする．このような状態をアドヒアランスが低いという．

リスクコミュニケーション：リスクに関係する人々の間で，リスクに関する情報や意見を相互に交換すること．

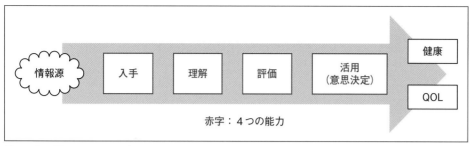

㉔ ヘルスリテラシーのプロセス

㉕ ヘルスリテラシーの３つのレベル

レベル	内容	例
機能的ヘルスリテラシー (functional health literacy)	健康情報や保健医療の利用に関する情報を理解できる能力	メディアの健康情報を理解できる．薬の飲み方を理解できる
相互作用的ヘルスリテラシー (interactive health literacy)	意思決定し，行動に移すために，周囲とコミュニケーションができる能力	自分が得た健康情報を家族に話すことができる．友達を運動に誘うことができる
批判的ヘルスリテラシー (critical health literacy)	情報を批判的に分析し，自分の状況をより良くするために周囲を変えられる能力	アドボカシー（政策提言）ができる

㉖ ヘルスリテラシーが低いことによる問題点

ヘルスリテラシーの低さが健康などに及ぼす影響	栄養教育や食事指導の場面で対象者が困ること
●病気などの兆候に気づきにくい ●職場でけがをしやすい ●慢性的な病気の管理をしにくい ●保健医療専門職に自分の心配を伝えにくい ●予防サービス（検診や予防接種）を利用しない ●救急サービスの利用が多くなる ●死亡率が高くなる ●医療費が高くなる	●示された情報が理解できない ●コミュニケーションが取れない ●新しい知識が身につかない ●肯定的な態度が取れない ●自信が持てない ●行動を変えられない

㉗ コミュニケーションの取り方（米国医師会のマニュアル「６つのステップ」に筆者加筆）

ステップ	備考
①ゆっくり話す	対象者が言いたいことを聞いてもらえていると実感することが大事
②医学用語よりもお茶の間での会話のような平易な言葉を使う	中性脂肪→血の中のあぶら，経口→口から
③絵を見せたり書いたりして説明する	視覚的イメージは記憶に残りやすい
④1度に伝える情報量を減らし，繰り返す	重要な情報に絞り込むほうが記憶に残りやすい
⑤ティーチバックを用いる	豆知識参照
⑥質問しやすい雰囲気をつくる	忙しそうなのに迷惑をかけたくない，ばかにされたくない，などと考えた対象者にわかったふりをされないようにする

(Weiss BD. Health Literacy and Patient Safety : Help Patients Understand. 2nd ed. American Medical Association Foundation & American Medical Association；2007 を参考に作成)

●日本では，食品の安全に関するリスクコミュニケーションとして，輸入食品や食品中の放射性物質に関する一般市民対象の意見交換会が，各省庁主催で行われている．

3章の参考文献
・畑　栄一ほか. 行動科学―健康づくりのための理論と応用. 改訂第2版. 南江堂；2009.
・一般社団法人日本健康教育学会. 健康行動理論による研究と実践. 医学書院；2019.

【用語解説】
アドボカシー（advocacy）：健康に関する事業や目標を達成するために，政治的関与，政治的支援，社会からの受容，制度的支援を得ることを目的とした個人的・社会的活動．具体的な活動の一つが政策提言である．たとえば，受動喫煙防止対策強化のため，健康増進法の一部を改正する法案の成立に向けて国会議員へロビー活動を行うことなどもアドボカシーに含まれる．

 豆知識
ティーチバック：対象者の理解を確認するコミュニケーション技法の一つ．対象者に話した内容を，対象者自身の言葉で説明してもらうこと．対象者に話した後に，「今の説明でわかりましたか」と問いかけると，対象者のなかには「もう一度説明させるのは申し訳ない」「試されている」などと感じ「はい」と答える人もいるので，本当の理解度がわからない．そのため，「家に帰ったら，ご家族に，病院でなんと言われたと話しますか？」など，上手に問いかけ，対象者の話から理解度を確認する．うまく伝わっていなければ，別の方法で説明を試みることができる．

・Glanz K, et al. Health Behavior：Theory, Research, and Practice. 5th edition. Jossey-Bass；2015.
・Velicer WF, et al. Smoking cessation and stress management：applications of the transtheoretical model behavior change. Homeostasis in Health and Disease 1998；38：216-233.
・相川　充. セレクション社会心理学20. 人づきあいの技術—ソーシャルスキルの心理学. サイエンス社；2009.
・赤松利恵，武見ゆかり. トランスセオレティカルモデルの栄養教育への適用に関する研究の動向. 日本健康教育学会誌 2007；15：3-18.
・足達淑子. ライフスタイル療法Ⅱ. 肥満の行動療法，第2版. 医歯薬出版；2012.
・一般社団法人日本健康教育学会. 健康行動理論による研究と実践. 医学書院；2019.
・神馬征峰. アドボカシー実践に必要な2つの成長. 日本健康教育学会誌 2017；25：107-111.
・日本道徳性心理学研究会. 道徳性心理学—道徳教育のための心理学. 北大路書房；1992.
・福田　洋，江口泰正. ヘルスリテラシー—健康教育の新しいキーワード. 大修館書店；2016.
・江口泰正. 健康教育の新しいキーワードとしてのヘルスリテラシー. 日本栄養士会雑誌 2018；61：557-565.

3

行動科学の理論とモデル

カコモン に挑戦 ‼

◆ 第35回-102

地域在住高齢者を対象とした，ロコモティブシンドローム予防のための支援内容と行動変容技法の組合せである．最も適当なのはどれか．1つ選べ．

(1) 毎日30分散歩すると目標を決めて，周囲の人に言うように勧める．—— セルフモニタリング

(2) 朝食後に，お茶の代わりに牛乳を飲むように勧める．—— 行動契約

(3) 冷蔵庫に，豆腐や乳製品など，たんぱく質源の食品の常備を勧める．—— 行動置換

(4) カレンダーに食事摂取と運動のチェック欄を作るよう提案する．—— 刺激統制

(5) 運動を始めると，自分にどのような影響があるかを考えてもらう．—— 意思決定バランス

◆ 第33回-100

運動部に所属する高校生で，行動変容ステージが無関心期（前熟考期）の者に対し，栄養サポートを行うことになった．トランスセオレティカルモデルに基づいた支援内容である．正しいのはどれか．1つ選べ．

(1) 食事内容の改善が競技力向上に及ぼすメリットを考えさせる．

(2) コンディションが悪くて負けた時の悔しさを想像させる．

(3) 食事内容の改善に取り組むことをチーム内で宣言させる．

(4) 練習量が多い日はあらかじめ補食を用意させる．

(5) 食事内容の改善に家族の協力が得られるかを考えさせる．

◆ 第33回-101

1人で外出が困難な高齢者への，ソーシャルサポートの内容とその種類の組合せである．正しいのはどれか．1つ選べ．

(1) バランスのよい弁当の配食を依頼する．—— 情動的サポート

(2) 家族が心配して毎日電話をかける．—— 評価的サポート

(3) NPOが地域の食事会に車で送迎をする．—— 道具的サポート

(4) 車椅子で買物がしやすい食料品店の場所を伝える．—— 情動的サポート

(5) 現在の食事内容の具体的な課題を伝える．—— 情報的サポート

◆ 第32回-107

ストレスマネジメントには，問題焦点コーピングと情動焦点コーピングがある．仕事の忙しさがストレスとなり暴飲暴食になってしまうと話す，肥満の単身男性のストレスマネジメントである．正しいものの組合せはどれか．1つ選べ．

(1) 肥満でない同僚から話を聞く．—— 情動焦点コーピング

(2) 気晴らしに趣味の時間を持つ．—— 問題焦点コーピング

(3) どんな日に食べ過ぎてしまうか，考える．—— 情動焦点コーピング

(4) 職場以外では，仕事のことを考えないようにする．—— 問題焦点コーピング

(5) 家族に悩みを聞いてもらう．—— 情動焦点コーピング

解答

◆ 第35回-102　**正解(5)**

◆ 第33回-100　**正解(2)**

◆ 第33回-101　**正解(3)**

◆ 第32回-107　**正解(5)**

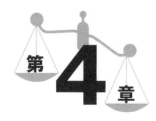

第4章 栄養カウンセリング

 学修目標
- 栄養カウンセリングの目的は，食行動の変容であることを理解する
- 管理栄養士としての倫理と態度を理解する
- カウンセリングの基礎的技法（傾聴，受容，要約，開かれた質問）を実践できる
- 主な行動カウンセリング手法（認知行動療法，動機づけ面接）を説明できる

 要点整理
- ✓ 行動変容技法を応用したカウンセリングを行動カウンセリングといい，栄養カウンセリングは，行動カウンセリングの一つである．
- ✓ 行動変容を促すためには，ラポール（信頼関係）の形成が必要である．
- ✓ 栄養カウンセリングを行ううえで，管理栄養士としての倫理と態度を理解しなければならない．
- ✓ 栄養カウンセリングでは，対象者の状況に合わせ，行動変容技法を組み合わせて進める．

1 栄養カウンセリング

1 栄養カウンセリングとは

- カウンセリング（counseling）とは，クライアント（client，問題を抱えている相談者）とカウンセラー（counselor，専門家）が話し合いを行って問題解決を行うことである．
- 行動変容技法を応用したカウンセリングを行動カウンセリング（behavioral counseling）という．行動変容のなかでも食行動の変容を目的としたカウンセリングを栄養カウンセリング（nutrition counseling）という．
- カウンセリングでは，**ラポール**（信頼関係）を形成するためのコミュニケーションが重要である．
- コミュニケーションには，**言語的コミュニケーション**，**非言語的コミュニケーション**がある（❶）．非言語的コミュニケーションからも，それぞれの身振りや表情などによって多くのことが伝わる（❷）．
- 栄養カウンセリングでは，倫理的な配慮を行い，管理栄養士・栄養士倫理綱領（p.53 Column）を遵守する．

●MEMO●
本章に登場する「カウンセラー」は「管理栄養士」に置き換えることができる．
クライアント（相談者）はクライエントと呼ばれることもある．

【用語解説】
ラポール：信頼で繋がった良好な人間関係をさす．カウンセリングの初期段階では，ラポールの形成が重視される．

ラポールって
フランス語なん
だよ

❶ コミュニケーションの種類

コミュニケーションの種類	例
言語的コミュニケーション	言葉，文字
非言語的コミュニケーション	声の大きさ・高さ，話す速度，抑揚身振り，手振り，しぐさ，表情

声の大きさ・高さ，話す速度，抑揚は準言語的コミュニケーションと呼ぶこともある．

❷ 非言語コミュニケーションの例と表現内容

例	表現内容
微笑み	好意・安心
うなずき	同意した，理解した
身をのりだす	興味がある，準備ができた
握りこぶし	欲求不満，怒り，緊張
もじもじ，きょろきょろ	落ち着かない，不安
早口，高い声	不安，緊張，感情的
せきばらい	神経質，反感
腕組み	熟考，反対

（足達淑子．ライフスタイル療法Ⅱ．肥満の行動療法，第2版．
医歯薬出版；2012．p.25より）

Column　公益社団法人日本栄養士会　「管理栄養士・栄養士倫理綱領」

（制定：平成14年4月27日，改訂：平成26年6月23日）

　本倫理綱領は，すべての人びとの「自己実現をめざし，健やかによりよく生きる」とのニーズに応え，管理栄養士・栄養士が，「栄養の指導」を実践する専門職としての使命と責務を自覚し，その職能の発揮に努めることを社会に対して明示するものである．

1. 管理栄養士・栄養士は，保健，医療，福祉及び教育等の分野において，専門職として，この職業の尊厳と責任を自覚し，科学的根拠に裏づけられかつ高度な技術をもって行う「栄養の指導」を実践し，公衆衛生の向上に尽くす．
2. 管理栄養士・栄養士は，人びとの人権・人格を尊重し，良心と愛情をもって接するとともに，「栄養の指導」についてよく説明し，信頼を得るように努める．また，互いに尊敬し，同僚及び他の関係者とともに協働してすべての人びとのニーズに応える．
3. 管理栄養士・栄養士は，その免許によって「栄養の指導」を実践する権限を与えられた者であり，法規範の遵守及び法秩序の形成に努め，常に自らを律し，職能の発揮に努める．また，生涯にわたり高い知識と技術の水準を維持・向上するよう積極的に研鑽し，人格を高める．

管理栄養士・栄養士倫理綱領注釈
1. 管理栄養士・栄養士の使命
　管理栄養士・栄養士は，日本栄養士会に所属し，すべての人びとの「自己実現をめざし，健やかによりよく生きる」とのニーズに応え，保健，医療，福祉及び教育等の分野において，専門職として，この職業の尊厳と責任を自覚し，科学的根拠に裏づけられ，かつ高度な技術をもって行う「栄養の指導」を実践し，もって，公衆衛生の向上に寄与することを使命としている．
2. 管理栄養士・栄養士の責務
　管理栄養士・栄養士は，その免許によって「栄養の指導」を実践する権限を与えられた者であり，実践にあたっては，人びとの生きる権利，尊厳を保つ権利，等しく支援を受ける権利などの人権を尊重することが求められる．また，人びとの自己決定権とインフォームド・コンセントを尊重するとともに，科学的根拠に裏づけられた望ましい基準を設定し，持てる限りのより質の高い「栄養の指導」を行い，生命環境の問題について社会に貢献する．社会の期待と信頼に応えるため，自らの心身の健康の保持・増進に努め，常に人格の陶冶及び関係法を遵守する．さらに，生涯にわたり高い知識と技術の水準を維持するよう積極的に研鑽するとともに，先人の業績を顕彰し，後進の育成に努める．職務遂行にあたって，品位と信用を損なう行為，信義にもとる行為をしてはならない．また，職務上知り得た個人情報の保護に努め，守秘義務を遵守しなければならない．
3. 管理栄養士・栄養士の職能（栄養の指導）
　管理栄養士・栄養士の固有の業務は，「栄養の指導」である．「栄養の指導」は，健康の維持・増進，疾病の予防・治療・重症化予防及び介護予防・虚弱支援を実践するための基本となるものであり，個人及び集団を対象とし，栄養の評価・診断・計画に基づいた栄養食事療法・情報提供・食環境整備・食育活動等により，生涯をとおしてその人らしく生を全うできるように支援することである．

（公益社団法人日本栄養士会．管理栄養士・栄養士倫理．https://www.dietitian.or.jp/career/guidelines/ より）

2　カウンセリングの基礎的技法

- カウンセリングの基礎的技法には，**傾聴，受容，要約，開かれた質問**がある（**❸**）．
  - 傾聴では，相談者の身振りや表情などの非言語的コミュニケーションからも気持ちを理解する．反対に，うなずきやあいづちなどの非言語的コミュニケーションから，相手の話を傾聴していることが伝わる．メモを取るために下ばかりを見たり，無表情で目を合わせなかったりでは，傾聴しているとはいえない．
  - 「はい」「いいえ」など，短い答えで答えられる質問を閉ざされた質問（closed question）という．開かれた質問（open question）では相談者の考えていることなどを詳しく聞き出すことができるが，開かれた質問ばかりでは質問攻めに合っている印象を与える場合もある．まだ信頼関係が築かれていないときや相談者の話を確認したいときには，閉ざされた質問も効果的に用い，使い分けることが有効である．
- カウンセリングでは，クライアントの気持ちを理解し，共感する姿勢（**共感的態度**）をとる．
- クライアント数名によるグループカウンセリングを行うこともある．グループカウンセリングでは，**グループダイナミクス**[*1]が活用できる．

3　認知行動療法

- 人の問題解決に行動科学を応用した心理療法を行動療法（behavior therapy）という．
- ベック（Beck, AT）は，うつ病患者にみられる悲観的で否定的な推測などの認知を修正し，症状の改善を行う認知療法（cognitive therapy）を始めた．
- 行動療法の一つとして，認知的な技法と行動的な技法を組み合わせた**認知行動療法**（cognitive behavioral therapy）が提唱され，近年広く用いられている．

カウンセリングでは同情ではなく共感が大事！

●MEMO●
カウンセリングでは，同情ではなく共感が必要である．同情は，他人の苦しみや悲しみをいたわり，かわいそうという気持ちをもつことである．カウンセリングは，問題解決を目指しており，同情ではカウンセリングが進まない．

*1 5章「2 集団・組織・地域にかかわる理論と概念」（p.64）を参照.

❸　カウンセリングの基礎的技法

基本的技法	意味
傾聴	相談者の話を心を傾けて聴くこと
受容	相談者の考え方を批判することなく，受け入れること
要約	相談者の話の内容をまとめること
開かれた質問	自分の考えなどを答える必要がある質問をすること

Column　5Asモデル

　5Asモデルは，禁煙治療のフレームワークとして開発された．禁煙治療の5AsモデルはAsk（喫煙の状況を尋ねる），Advise（禁煙の重要性を伝え，禁煙を促す），Assess（禁煙への関心度を評価する），Assist（関心度に合わせて禁煙を支援する），Arrange（フォローアップの診療の予定を決める）である．肥満治療に適用されるにあたり，**❶**のとおり修正された．最後のAは，カナダやアメリカではAssist，オーストラリアではArrangeが使われている．

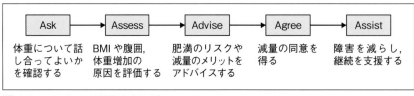

❶ 5Asモデルでの肥満治療の例

栄養カウンセリング

4

- 認知行動療法では，問題解決のために，問題となる行動がなにかを特定して，その行動がどのようなきっかけで起こっているかを明らかにし（**行動分析**，behavior analysis），行動を変えるための具体的な方法（行動変容技法）を適用する．
- **認知再構成法**（cognitive restructuring）は認知行動療法の一つであり，不適切な考えや物事の受け止め方を修正する方法である．
- 認知再構成法はうつ病治療によく用いられている．うつ病患者は物事を否定的に受け止め，良くない結果を自分のせいだと考えやすい．このような認知をしていることを気づかせ，修正することでうつ症状の緩和につながる．
- 栄養教育では，特に肥満治療で食べ過ぎなどを防ぐために，認知行動療法の認知再構成法や**再発防止訓練**（relapse prevention）が応用されている．
- たとえば，「肥満は遺伝だから仕方がない」といった食行動変容に否定的な考えを「食習慣も大切である」といった前向きな考えに修正するのは，認知再構成法である．

【用語解説】

行動分析：たとえば，お菓子を食べるという行動は，お腹が空いているときに食卓にお菓子があると食べてしまうというように，お腹が空いている，お菓子を見るといった先行する刺激をきっかけに起こる．このように刺激-反応理論に基づいて，一つ一つの行動をより詳細に分析し，整理することを行動分析という．

4

栄養カウンセリング

Column 再発防止訓練

　行動変容の実行期や維持期において，以前の状態に逆戻りすることを予防する方法を再発防止訓練という．たとえば，減量中や減量後に，食べ過ぎなどの禁止していた行動をとってしまうと，その小さな失敗がきっかけとなり，減量を諦めて，食べ過ぎを繰り返してしまう．小さな失敗をラプス（lapse），小さな失敗をきっかけに連鎖した逆戻りをリラプス（relapse）という．リラプスを予防するためには，最初のラプスを防ぎ，ラプスが生じたときにリラプスへと発展することを防ぐ必要がある．ラプスをリラプスへと発展させないためには，「食べ過ぎてしまったからもうだめだ」という考えを「1回食べ過ぎてもまたがんばれば大丈夫」に修正する認知再構成が有用である（**1**）．

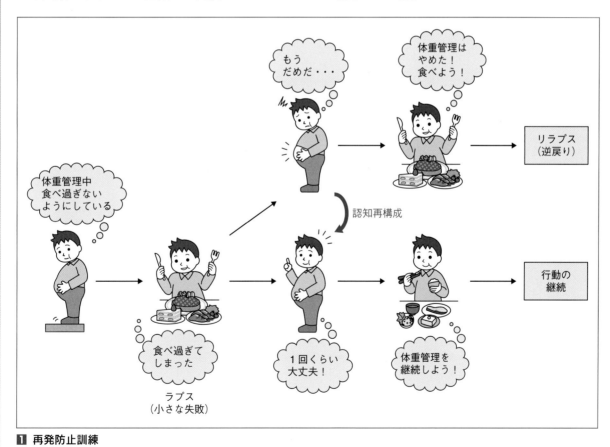

1 再発防止訓練

演習　認知再構成

　以下の例1と2を読み解きながら，まず，不合理な信念（「望ましい行動への変容を妨げやすい認知」や「行動の継続を難しくする認知」）について理解しましょう．次に，物事のとらえ方や考え方を変えることにより，認知の再構成（A．不合理な信念→B．合理的な信念に変える）をするにはどうしたら良いかを考え，空白の部分に書き込みましょう（※不適応な行動を起こす認知を不合理な信念という〈p.57 Column 参照〉）．

4

栄養カウンセリング

事例	A．不合理な信念と行動		B．合理的な信念と行動	
	現在の認知 ➡	行動	現在の認知の再構成 ➡	行動
【例1】夕食後に間食をするという行動をなかなか変えられない人	「なんとなくお腹が満たされていないから，何か食べたい」	何か，口にしてしまう	「十分に食事をとったので，お腹は満たされたはずだ．私は今，とくにすることがないので，食べることで暇を紛らわしたいと思っているだけだ」	食べずに済ませることができる（望ましくない行動をやめることができる）
【演習1】寝る前に食べるという行動をなかなか変えられない人	「お腹が空いているから，このままだと眠れそうにない」	何か，口にしてしまう	「　　　　　　　」	食べずに済ませることができる（望ましくない行動をやめることができる）
【例2】1か月実行できたのに，一度の失敗で禁酒をやめてしまう人	「せっかく禁酒がうまくいっていたのに，昨日の付き合いでついつい飲んでしまった．自分はなんと意志の弱いダメな人間なんだろう．こんなことでは禁酒を続けるなんて，とても無理だ」	禁酒をやめて，行動が元通りになってしまう	「1か月も禁酒を続けられたのは，過去最高記録だ．すごいではないか．昨日は断り切れずに飲んでしまったが，たった1度のこと．これからまた元通りがんばれば良いだけだ」 「たった1回の過ちではないか．気持ちを仕切り直せば大丈夫！」 「もしかしたら目標が高すぎたのかな．禁酒でなく節酒にして，たまに息抜きしながら長く行動を続けよう！」	禁酒を続けることができる（望ましい行動を続けることができる）
【演習2】甘いお菓子をやめると宣言しては三日坊主を繰り返す人	「ああ，またお菓子を口にしてしまった．せっかく決めた行動が守れないなんて，私はなんて口のいやしい，ダメな人間なんだろう」	お菓子を食べるという，行動が元通りになってしまう	「　　　　　　」	甘いお菓子の制限を続けることができる（望ましい行動を続けることができる）
【自由課題】（自分の生活に応用してみましょう）あなたが続けたい／または，やめたい行動「	（現在の認知）「	（行動）「	（現在の認知の再構成）「	（行動）「

56

4 動機づけ面接

- ミラー（Miller, WR）はアルコールなどの依存症治療で行動変容を促すために**動機づけ面接**（motivational interviewing）を開発した.
- 動機づけ面接は, クライアントがもっているものを引き出すことによって, **両価性**の解決を目指し, 行動変容へのその人自身の動機づけやかかわりを強める方法である.
- 動機づけ面接は, パートナーシップ（collaboration）, 受容（acceptance）, 思いやり（compassion）, 引き出す（evocation）の4つの根本的なスピリットをもち（❹）, かかわる（engaging）, フォーカスする（focusing）, 引き出す（evoking）, 計画する（planning）の4つのプロセスを基本とする（❺）.
- 受容には, 絶対的価値（absolute worth）, 正確な共感（accurate empathy）, 自律性（autonomy）, 是認（affirmation）の4つの側面がある（❹）.

❹ 動機づけ面接の根本的なスピリット

スピリット	内容
パートナーシップ （collaboration）	クライアントとカウンセラーが行動変容のために協働すること. クライアントが受け身ではなく, 能動的に取り組めるようにカウンセラーが誘導する
受容 （acceptance）	4つの側面をもつ. ①絶対的価値（生得的に価値ある存在として敬意を示すこと）, ②正確な共感（相手の視点を理解しようとすること）, ③自律性（その人自身が自分の道を選択するサポートをすること）, ④是認（その人の強みと努力を認めること）
思いやり （compassion）	クライアントの利益を最優先すること. 同情や同一化とは異なる
引き出す （evocation）	カウンセラーが与えるのではなく, クライアント自身がもっているものを誘い出すこと

【用語解説】
両価性（アンビバレンス）：人は変化の過程において, 変わりたいと思うと同時に, 今のままでいたいとも思う. このような相反する動機が同時に存在することを「両価性（アンビバレンス）をもつ」という. 変わりたいという考えに関する発言をチェンジトーク, 今のままでいたいという考えに関する発言を維持トークという. たとえば, 「健康のためにダイエットする必要があると思ってはいる（チェンジトーク）が, 食べることは唯一の趣味だから我慢したくない（維持トーク）」のように, 「やりたい, けれど…」と1文のなかに両価性をもつこともある. 変化への動機づけを高めるためには, クライアントの心の変化に対して賛成的な意見, つまりチェンジトークを引き出すことが重要である.

Column 論理療法の中心概念であるABCモデル

論理療法（rational therapy）はエリス（Ellis, A）が提唱した心理療法の一つで, 精神疾患の治療やカウンセリングにおいて, 個人個人の異なる信念にアプローチをすることが特徴である.

ABCモデルは論理療法の中心概念で, 出来事（activating event）, 信念（belief）, 結果（consequence）から個人の認知と行動の関係を説明する（■）. 同じ出来事に対して, 適応的な行動を起こす認知を合理的な信念, 不適応な行動を起こす認知を不合理な信念という. 不合理な信念は食行動を変える障害になるため, 対象者がどのような認知をもつかを評価し, 不合理な信念を修正する必要がある. このような認知の修正も認知再構成の一つである.

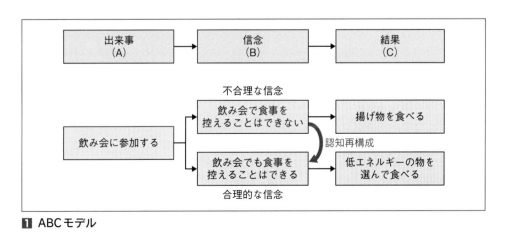

■ ABCモデル

- 動機づけ面接に必要なカウンセリング・スキルは，開かれた質問（open question），是認（affirming），聞き返し（reflecting），要約（summarizing），情報提供と助言（informing and advising）である（**❻**）．
- 行動変容には，動機づけのための情報と実践のための情報が必要である．動機づけのための情報は，どうして行動変容する必要があるかを認識して重要性を高め，実践のための情報はどうやって行動変容をしたら良いかを理解して自信を高めることができる（**❼**）．

❺ 動機づけ面接の４つのプロセス

プロセス	内容	各プロセスで確認すること
かかわる (engaging)	クライアントとの間に，助け合い，協働する関係性を確立するプロセス	クライアントのものの見方や懸念を理解しているか/協働的なパートナーシップを感じられるか
フォーカスする (focusing)	変化にかかわる会話が特定の方向に進み続けるようにするプロセス	クライアントの本当のゴールはなにか/クライアントと同じ方向に動いているか
引き出す (evoking)	クライアント自身の変化への動機づけを探り当て，強化すること	どのようなチェンジトークが聞こえてくるか/変化すべきと説得するようになっていないか
計画する (planning)	変化への目標を固め，具体的な行動計画を立てること	次のステップとして何ができるか/情報や助言は許可を得てから与えているか

❻ 動機づけ面接で用いるカウンセリング・スキル

スキル	内容	例
開かれた質問 (open question)	クライアントが自らを振り返ったり，詳しく説明したりするための問いかけを行うこと	今の生活を続けていくと，どうなると思いますか/あなたにとって一番良いやり方は何だと思いますか
是認 (affirming)	クライアントに敬意を示し，良い部分に気づき，認めること	今週の頑張りは素晴らしかったですね/時間通りに来てくださってありがとうございます
聞き返し (reflecting)	クライアントの発言を確認し，理解を深めること	お菓子を食べ過ぎることは良くないと思っていらっしゃるんですね.
要約 (summarizing)	クライアントの発言をまとめ，前の発言と関連させたり，次につなげたりすること	1年後には今よりもストレスなく過ごして禁煙もしたいと考えていらっしゃるんですね.
情報提供と助言 (informing and advising)	クライアントが求めた情報や助言を与えること	ほかにお聞きになりたいことはありますか/どうするかは○○さん次第ですが，ほかの人がどうしているかをお伝えすることもできますよ

❼ 動機づけのための情報と実践のための情報

情報	内容	例
動機づけのための情報 (why to knowledge)	重要性や動機づけを高める情報	野菜に含まれる栄養素とその機能
実践のための情報 (how to knowledge)	自信を高めるスキルや手段に関する情報	野菜を使った簡単な調理方法

●MEMO●
OARS：開かれた質問（open question），是認（affirming），聞き返し（reflecting），要約（summarizing）の頭文字をとって，OARSと呼ばれる．動機づけ面接の最初のステップである「かかわる」で，OARSはクライアントとの関係性を築くための手段となる．これらのスキルは重なるところがあり，聞き返しと要約は同時に行ったり，聞き返しを行うことで是認につながったりする．

🫘 豆知識
重要性と自信：行動変容の準備性（readiness）は，重要性（importance）と自信（confidence）で決定づけられる．重要性とは，行動変容への期待や価値観で，なぜその行動をするべきなのかと考えていること（why to change）である．自信とは自分の能力やスキルへの気持ちでどうしたらできるかと考えていること（how to change）である．重要性と自信が両方とも高まることで準備性が高まる（図）．

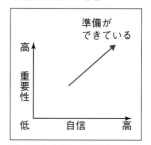

重要性と自信，準備性の関係
（Mason P. Health Behavior Change：A Guide for Practitioners, 3 rd edition. Elsevier；2019. p.33より）

Column　コーチング

　話し合いによりクライアントが本来もっている能力を引き出す方法の一つをコーチングという．コーチングの基本となる理念は「人が必要とする答えは，その人のなかにある」である．カウンセリングも話し合いを行って問題解決を行うが，心理療法から発展したため，悩みや不安などの問題解決が目的とされることが多い．一方，コーチングはビジネスやスポーツ分野で導入され，活用の場が広がっていることから，夢やスキルアップなどの目標達成が目的とされることが多い．コーチングには，クライアントとのコミュニケーションをよりよく行うためのさまざまなモデルやスキルがあり，栄養教育への適用の効果も報告されつつある．

演習　栄養カウンセリング

　2人1組となり，傾聴，受容，要約，開かれた質問を実践してみましょう．

1. 傾聴

　傾聴とは反対の姿勢（パターン1）と，傾聴の姿勢（パターン2）で，話し手と聴き手を実践し，気づいたことを記録しましょう．
　①話し手と聴き手を決める．
　②話し手は最近うれしかったことを話す（1分間）．聴き手は傾聴とは反対の姿勢（うなずかない，相槌をしない，目を見ないなど）を心がけて話を聴く．
　③話し手は最近うれしかったことを話す（1分間）．聴き手は傾聴を心がけて話を聴く．
　④話し手と聴き手を交換する．

[話し手として気づいたこと]

（パターン1）　「傾聴とは反対の姿勢」に話をしたとき	（パターン2）　「傾聴の姿勢」に話をしたとき

[聴き手として気づいたこと]

（パターン1）　傾聴とは反対の姿勢で話を聴いたとき	（パターン2）　傾聴の姿勢で話を聴いたとき

2. 受容，開かれた質問，要約

　管理栄養士役と相談者役を決め，下記の症例1，2について，例を参考に，①相談する，②受容する，③開かれた質問をする，④質問に答える，⑤要約するというステップに沿ってロールプレイをしましょう．症例2は役割を交換して同様に行いましょう．
　症例1：仕事で遅くなると間食し，お菓子を食べ過ぎてしまう
　症例2：朝食を食べたくても時間がなくて食べられない

例[症例：宴会で揚げ物を食べ過ぎてしまう]

	管理栄養士役/相談者役
①相談する	[相談者役] 普段は食べないんですけれど，宴会になると，唐揚げやフライドポテトをたくさん食べてしまうんです
②受容する	[管理栄養士役] そうなんですね．宴会になると食べてしまうんですね
③開かれた質問をする	[管理栄養士役] どうしたら揚げ物を食べ過ぎないようにできると思いますか
④質問に答える	[相談者役] 唐揚げを1個も食べないのは，難しいけれど，野菜も食べるようにしたら，食べ過ぎないようにできるかな
⑤要約する	[管理栄養士役] 宴会でも野菜を食べたら揚げ物を減らすことができそうと考えていらっしゃるんですね

4

栄養カウンセリング

2 行動変容技法

- 行動変容技法（behavior change techniques）は，さまざまな理論やモデルに関連して，多くの種類がある．
- 栄養カウンセリングでは，対象者の状況に合わせ，さまざまな行動変容技法や概念を応用してカウンセリングを進める（❶）．
- 具体的な方法を用いることで，困難な場面でも目標を達成できるという気持ち（自己効力感）が高まる．

いろんな種類の
行動変容技法を
学ぼう！

❶ 栄養カウンセリングで用いられる具体的な行動変容技法と概念の応用例

行動変容技法と概念	例
刺激統制 (stimulus control)	「お菓子を買い置きしない」「食べ物を目に届かないところにしまう」といったアドバイスをする
反応妨害・拮抗 (response prevention)	食べたいと思ったら，5分待つことを助言する
行動置換 (counter-conditioning)	イライラした時に「チョコを食べる」のではなく，「音楽を聴く」ことに変えるようアドバイスする
オペラント強化 (operant reinforcement)	目標行動 (target behavior) が2週間続いたときのご褒美を一緒に決める（正の強化），目標行動が続かなかったら，罰金を払うことを約束する（負の強化）
認知再構成 (cognitive restructuring)	食べ過ぎてしまっても，1回くらい大丈夫と気持ちを切り替えるよう，アドバイスする
意思決定バランス (decisional balance)	おいしい減塩食品を紹介し，減塩のデメリットを減らすようにする
目標宣言，行動契約 (commitment, behavioral contract)	目標宣言書を書いて，宣言してもらう
セルフモニタリング (self-monitoring)	体重や目標行動ができたかを記録するよう，伝える
自己効力感（セルフ・エフィカシー） (self-efficacy)	ダイエットに成功した人の話を紹介する
ストレスマネジメント (stress management)	ストレス発散として食べ過ぎてしまうため，ストレスの原因について話し合う
ソーシャルスキルトレーニング (social skill training)	ダイエット中に食事に誘われたときに，断る方法をロールプレイで練習する
ナッジ (nudge)（p.70を参照）	「菓子は200 kcalしか食べてはいけない」ではなく，「菓子は200 kcalも食べてよい」と伝える（フレーミング効果）

4章の参考文献

- Contento IR, et al. Review and analysis of evaluation measures used in nutrition education intervention research. J Nutr Educ Behav 2002；34：2-25.
- G・アラン・マーラット，デニス・M・ドノバン．原田隆之訳．リラプス・プリベンション―依存症の新しい治療．日本評論社；2011／Marlatt GA, Donovan DM. Relapse Prevention：Maintenance Strategies in the Treatment of Addictive Behaviors, 2nd edition. Guilford Press；2007.
- Mason P. Health Behavior Change：A Guide for Practitioners, 3rd edition. Elsevier；2019.
- Vallis M, et al. Clinical review：modified 5 As：minimal intervention for obesity counseling in primary care. Can Fam Physician 2013；59：27-31.
- 赤松利恵，永井成美．栄養カウンセリング論．化学同人；2022.
- 足達淑子．ライフスタイル療法Ⅱ　肥満の行動療法，第2版．医歯薬出版；2012.
- ウィリアム・R・ミラー，ステファン・ロルニック．原井宏明監訳．動機づけ面接　第3版，上．星和書店；2019／William RM, Stephen R. Motivational Interviewing, 3rd edition. Guilford Press；2013.
- 國分康孝．論理療法の理論と実際．誠信書房；1999.
- 松本一成．コーチングを利用した糖尿病栄養看護外来―行動変容を促すスキルを身につける．中山書店；2015.

カコモン に挑戦 ‼

◆ **第34回-100**

栄養カウンセリングを行う上で，管理栄養士に求められる態度と倫理に関する記述である．最も適当なのはどれか．1つ選べ．

(1) クライアントの外見で，行動への準備性を判断する．
(2) クライアントの課題を解決するための答えを，最初に提示する．
(3) クライアントの情報を匿名化すれば，SNSに投稿できる．
(4) 管理栄養士が，主導権を持つ．
(5) 管理栄養士が，自らの心身の健康管理に努める．

◆ **第35回-101**

特定健康診査の結果，動機付け支援の対象となった勤労男性に対する初回面接である．面接を始めたところ，「会社に言われたから来た」と言い，口数は少ない．面接の進め方として，最も適切なのはどれか．1つ選べ．

(1) 検査結果に基づいて，生活習慣改善の必要性を強く訴える．
(2) 開かれた質問を繰り返し，何とか話をしてもらう．
(3) 閉ざされた質問を取り入れて，発言を促す．
(4) 相手が話してくれるまで，笑顔で待ち続ける．

◆ **第33回-102**

経済的な困窮のために，「子どもに十分な食事を食べさせてあげられない」と悲嘆している親への栄養カウンセリングにおける，共感的理解を示す記述である．正しいのはどれか．2つ選べ．

(1)「子どもに十分に食べさせてあげられないことが辛いのですね」と返す．
(2) 経済的に困窮している理由を尋ね，「それはお気の毒ですね」と伝える．
(3) 子どもの食事記録から，不足の可能性のある栄養素について説明する．
(4) 地域で開催されている，子ども食堂の場所と参加方法を紹介する．
(5) 親が言葉を詰まらせた時に，うなずきながら「ゆっくりで良いですよ」と言う．

◆ **第32回-105**

食事を食べる速さがとても速いと話す，営業職の男性肥満者に対する栄養カウンセリングである．管理栄養士が行動分析を行う際の質問である．誤っているのはどれか．1つ選べ．

(1) 速く食べる時は，どのような時ですか．
(2) どんな食べ物が，好きですか．
(3) 人と一緒に食べる時にも，速いですか．
(4) ゆっくり食べる時も，ありますか．
(5) ゆっくり食べた時は，どんな気持ちですか．

◆ **第32回-104**

妊娠初期の妊婦に対する栄養カウンセリングの初回面接である．行動変容の準備性を確認する管理栄養士の発言である．最も適切なのはどれか．1つ選べ．

(1) 今朝，朝食に何を召し上がりましたか．
(2) 食事調査の結果をご覧になって，どう思われましたか．
(3) ご家族は，食事について，どのようにおっしゃっていますか．
(4) 今日お話した内容について，何か質問がありますか．

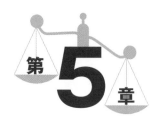

学修
目標
- 食環境整備が食行動の変容に必要であることを理解する
- 食物へのアクセスと情報へのアクセスについて説明できる
- 集団・組織・地域にかかわる理論と概念を説明できる
- 行動経済学で提唱されているナッジについて説明できる
- 集団・組織・地域にかかわる理論と概念やナッジを食行動の変容に応用できる

要点
整理
- ✓食環境には，食物へのアクセスと情報へのアクセスが含まれる.
- ✓食行動の変容には，栄養教育に加えて，対象者の環境を変える必要がある.
- ✓対象者の環境を変えるためには，集団・組織・地域にかかわる理論や概念を応用する.
- ✓ナッジは行動経済学で提唱された概念であり，行動を促すしくみや環境づくりに活用される.

1 食環境整備

- 食環境には，食物へのアクセスと情報へのアクセスの2つの側面がある（❶）.
- 健康づくりには，個人や集団に対する栄養教育に加えて，個人や集団が暮らす食環境の整備が必要である（❷）.

❶ 食物へのアクセスと情報へのアクセス

	内容	取組例
食物へのアクセス	より健康的な食べ物が入手しやすい環境を整える	野菜・魚・豆腐などの生鮮品（地元食材）の直売所，ヘルシーメニュー，減塩食品
情報へのアクセス	より健康や栄養・食生活に関する正しい情報を得られるようにする	食品表示，テレビ，インターネット，SNS

Column フードデザート（食の砂漠）

　特定の地域住民における生活環境の悪化とそれに起因する食生活の悪化をフードデザート（food deserts, 食の砂漠）という．日本では，商店街の消失や家族・地域関係の希薄化（ソーシャル・キャピタルの低下）などに伴い，日常の食料品の入手に困難を感じている高齢者など，いわゆる買い物弱者・買い物難民がいる．フードデザートは食料品アクセスに関する社会問題であり，各省でさまざまな取組が行われている．農林水産省では，食料品アクセス問題への取組方法や支援施策，先進事例，調査結果などの情報を発信している．経済産業省では，買物弱者問題に対する取組として，買物弱者応援マニュアルを作成し，①家まで商品を届ける（宅配，買い物代行，配食），②近くにお店を作る（移動販売，買物場の開設），③家から出かけやすくする（移動手段の提供），④コミュニティを形成する（会食），⑤物流を改善・効率化する（物流効率化）の5つに分類している．

豆知識
「健康な食事・食環境」認証制度：日本栄養改善学会や日本給食経営管理学会などの複数の学会が中心となり，栄養バランスのとれた食事が摂りやすい食環境整備の推進を行うことを目指し，2018年から「健康な食事・食環境」認証制度が始まった．この制度は，エネルギー量やPFCバランス，野菜などの重量などの基準を満たした食事（スマートミール）そのものを認証するのではなく，スマートミールの提供事業者を認証する．外食，中食，給食部門が対象となり，認証の必須項目には，スマートミールの選択に必要な栄養情報の提供なども含まれる．食物へのアクセスと情報へのアクセスの両面から食環境整備を行う制度である.

豆知識
食物へのアクセスは，英語ではaccess to foodであることから，食品へのアクセスと呼ばれることもある.

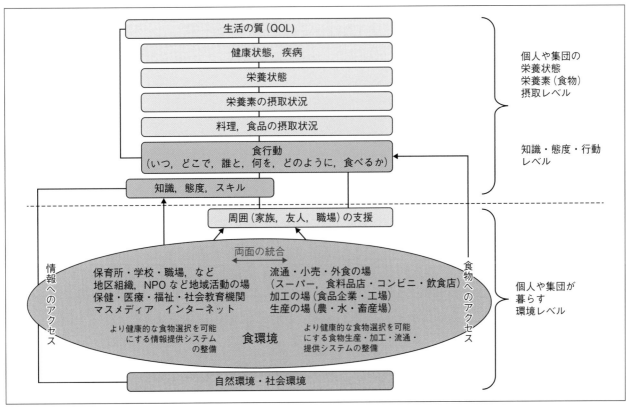

❷ 健康づくりと食環境の関係
（厚生労働省. 健康づくりと食環境の関係. 健康づくりのための食環境整備に関する検討会報告書. 2004より）

Column 自然に健康になれる持続可能な食環境づくりの推進に向けた検討会

健康無関心層を含め，自然に健康になれる持続可能な食環境づくりの推進に向けた産学官等連携の在り方を検討するために，厚生労働省が開催した検討会．2021年2月に開始され4回の会議を経て，報告書を公表した．この会議で，①食塩（ナトリウム）の過剰摂取，②若年女性のやせ，③健康格差に伴う栄養格差の3点を重要課題として取り組むことに決まった．厚生労働省は，賛同する事業者を募り，産学官で連携して，これら課題解決に向けて食環境整備を行う．

参考文献
・経済産業省. 買物弱者応援マニュアル Ver.3.0.
　https://www.meti.go.jp/policy/economy/distribution/150427_manual_2.pdf
・「健康な食事・食環境」認証制度ホームページ. http://smartmeal.jp/index.html
・厚生労働省. 健康づくりと食環境の関係. 健康づくりのための食環境整備に関する検討会報告書.
　2004. pp.1-14. https://www.mhlw.go.jp/shingi/2004/12/dl/s1202-4a.pdf
・農林水産省. 食料品アクセス（買い物弱者・買い物難民等）問題ポータルサイト.
　http://www.maff.go.jp/j/shokusan/eat/syoku_akusesu.html
・厚生労働省. 「自然に健康になれる持続可能な食環境づくりの推進に向けた検討会」報告書.
　https://www.mhlw.go.jp/stf/shingi/newpage_19522.html

5

組織づくり・地域づくりへの展開

2 集団・組織・地域にかかわる理論と概念

1 グループダイナミクス

- **グループダイナミクス**(group dynamics)とは，皆で何かに一緒に取り組むことで，グループのメンバー同士が影響し合ったり高め合ったりして，個人のもつ力の合算以上のものを生み出すことができることをさす．集団力学とも呼ばれる．
- 何か共通点をもった個人が集まるほうが，連帯感が芽生えやすく，グループダイナミクスが起こりやすい(❶，❷)．
- その結果，行動変容(健康的な食行動の実行)が進んだり，また実行した食行動が維持されやすくなったり，グループとしての達成感や充足感を得やすくなる．
- グループダイナミクスを促進するための行動変容技法の活用例と期待される効果には次のようなものがある(❸)．

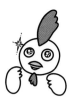

仲間同士で取り組むとできなかったことができるようになったよ

❶ グループダイナミクス，セルフヘルプグループ，エンパワメントにつながる管理栄養士の働きかけの例

概念	実践例
グループダイナミクス (group dynamics)	減量教室でグループをつくり，グループごとの目標を立てさせたり，他のグループと競わせたりする
セルフヘルプグループ (self-help group)	患者同士が情報交換のために立ち上げた，糖尿病患者会の運営を支援する
エンパワメント (empowerment)	地域住民から募ったボランティアが，その地域の栄養改善に主体的に取り組めるように支援する

❷ グループダイナミクスを起こしやすい栄養教育の例 (いずれも小集団指導)

病院の糖尿病教室におけるグループワーク	講義を聴くだけよりも，グループで話し合う時間をもつことで，自分だけが困っているのではないことに気づいたり，うまく食事療法をしている人から学んだりする
企業の特定健診後の保健指導	個人で取り組むよりも，部署ごとあるいは気の合う仲間同士で，トータルの歩数や，減った体重の合計を競わせる(インセンティブがあるとなおよい)
食物アレルギー児をもつ家族の会	個人で悩むよりも，家族の会で悩みを打ち明け合ったり，先に解決している人にその方法を教えてもらったりする

❸ グループダイナミクスを促進する行動変容技法の活用例と期待される効果

行動変容技法	管理栄養士による活用と期待される効果
モデリング	上手に対処しているメンバーからの経験を発表してもらうことで，他のメンバーが良いやり方をまねるようになる
目標宣言	準備期にいる人に「～をやります」と他のメンバーに宣言してもらうことで，実行期へ移行しやすくなる
セルフモニタリング	毎回の集まりで状況(セルフモニタリング結果)を報告し合うことで，行動が継続されやすくなる
強化のマネジメント	グループのメンバーやスタッフ(管理栄養士など)にほめられたり，努力を認めてもらったりすることで，行動が強化される
ソーシャルスキルトレーニング	グループのメンバーやスタッフとの"場面を設定したロールプレイ"を行うことで，誘惑場面での対処スキルが向上する
ストレスマネジメント	自分の話をグループのメンバーに聴いてもらうことで，気持ちが落ち着く(情動焦点型対処)．グループのメンバーに相談することで，解決方法を教えてもらえる場合がある(問題焦点型対処)
認知再構成	自分だけが大変な目に遭っていると思っていた人が，他のメンバーの話を聞くことで，自分だけが悩んでいるのではないことがわかる
逆戻り防止	実行期にいる人が，同じく実行期にいるグループのメンバーの失敗体験を参考にすることで，逆戻りを防ぐことができる

2　セルフヘルプグループ

- **セルフヘルプグループ**（self-help group）は自助集団ともいう．グループの参加者は，同じ疾患や問題を抱えた当事者やその家族など，同じ課題や共通点をもつ．
- 患者の会や障がい者の家族会，食物アレルギーの子をもつ親の会などがある．
- 複数回の栄養教育（例：糖尿病教室）の終了後に，参加者主体のセルフヘルプグループへと発展することがある．
- セルフヘルプグループの活動や運営は参加者主体で行うが，ノウハウが蓄積されてスムーズに運営が進むまでの間，管理栄養士が支援者として適切なアドバイスやコーディネートを行う．
- 参加者が集まり，交流や悩みを打ち明ける段階から自主勉強会などを行うようになると，グループが成長し，コミュニティの中での啓発活動や地域づくりのためのボランティア活動などに発展することがある（❹）．
- いくつかのセルフヘルプグループがネットワークを形成し，グループ同士の情報交換や交流，問題解決に向けたより大きな活動に取り組む場合もある．
- グループがさらに大きくなると，講演会開催や広報活動などを行うようになり，社会に広く自分たちの抱える問題について理解してもらい，誤解や偏見をなくしたり，協力者の輪を広げたりするための活動，さらには政策提言へと発展していく場合がある．

3　エンパワメント

- **エンパワメント**（empowerment）とは，個人やコミュニティが自己決定し，自分自身をコントロールできるように，本人が本来もっている力を引き出すことである．
- エンパワメントのためには，本人がやりがいをもって取り組めるようにしたり，さらなる行動へつなげていけるように促したりすることが重要である（❶，❹）．

4　コミュニティオーガニゼーション

- **コミュニティオーガニゼーション**（community organization）とは，コミュニティが共通する課題を認識し，その解決や改善のために組織化されるプロセスをさす．
- 国際的には，開発途上国における教育や，女性の社会的自立支援活動，国際協力活動などのなかで発展してきた．
- コミュニティビルディングとは，コミュニティオーガニゼーションを行うために人々の協働を促進することである．アルマアタ宣言やオタワ憲章では，コミュニティビルディングとして住民参加や地域活動の強化があげられている．
- コミュニティエンゲージメントとは，コミュニティをよりよくするための住民同士の相互作用や協力などをさす．コミュニティを誇りに感じたり，コミュニティの活動に熱心に取り組んだりする住民が増えると，コミュニティは活力のある状態になる．

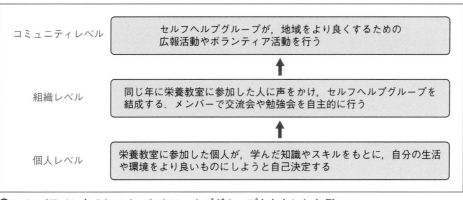

❹ **エンパワメントのレベル：セルフヘルプグループをもとにした例**

●MEMO●
住民の「参加」：参加とはただ加わることではなく，活動の企画や，何を行うかの決定に関するプロセスにかかわることである．

5

組織づくり・地域づくりへの展開

- コミュニティエンゲージメントの推進には，エンパワメントやソーシャルキャピタルが重要である．
- 地域で栄養教育を行う際に，地域住民の主体的な参加を促し，コミュニティオーガニゼーションを活用することで，地域に根づいた取組となる．

5　ソーシャルキャピタル

- **ソーシャルキャピタル**(social capital)とは「社会関係資本」と訳され，パットナム(Putnam, RD)によると「人々の協調行動を活発にすることにより，社会の効率性を高めることのできる信頼，規範，ネットワークといった社会組織の特徴」と定義される(**⑤**)．
- ソーシャルキャピタルが高い地域ほど，健康状態が良く，犯罪発生率が低い．
- 食生活改善推進員や食育ボランティアなどの地域住民が主体となった活動の広がりが地域のソーシャルキャピタルの醸成につながる．

6　イノベーション普及理論

- **イノベーション普及理論**(diffusion of innovation theory)は，新しいアイディアや商品が社会に普及する様子を説明する理論である．
- ロジャース(Rogers, EM)は，普及速度に影響する5つの要因を提唱した(**⑥**)．
- ロジャースは，新しいアイディアや商品の採用者を5つに分類した(**⑦**，**⑧**)．
- 地域や社会で望ましい食行動を広めたいときに，普及速度に影響する5つの要因を取り入れたり，どの分類の採用者に働きかけるかを検討するといった応用が可能である．

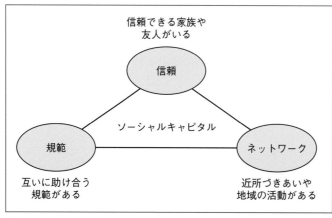

⑤ ソーシャルキャピタル

●**MEMO**●
日本におけるソーシャルキャピタル：健康日本21(第二次)では，国民の健康の増進の総合的な推進を図るための基本的な方針の一つに，「健康を支え，守るための社会環境の整備」をあげ，居住地域での助け合いといった地域のつながりの強化を目標に掲げている．また，2012年に地域保健対策の推進に関する基本的な指針が一部改正され，「地域保健対策の推進に当たっては，地域のソーシャルキャピタルを活用し，住民による共助への支援を推進すること」という内容が加わった．このようにソーシャルキャピタルの醸成がさまざまな分野で求められている．

●**MEMO**●
イノベーションとは，新しい商品，技術，考え方などあらゆる新しいものをさす．栄養教育論では，作成した新規教材や新しい行動(生活パターン)などをどのように社会に普及していくか，その方法の提案にイノベーション普及理論を役立てることができる．

❻ イノベーションの普及速度に影響する要因

要因	意味	例（減塩商品の普及）
相対的優位性 （比較優位性）	競合する相手より優れている	ほかの商品より食塩（相当量）が少ない
適合性	対象者のニーズに合っている	食塩の取り過ぎに注意している
複雑性 （わかりやすさ）	実施が複雑でない	この商品を使えば減塩できる
試用可能性	試すことができる	少量パックで購入できる
観察可能性 （可観測性）	普及が観察できる	減塩商品の売り上げが公開されている

❼ ロジャースの採用者分類

革新的採用者 (innovater)	冒険的で，新しいアイディアを試すことに熱心な人
初期少数採用者 (early adapter)	多くの人が採用する前に採用して，情報やアドバイスをくれる人．リーダーシップが高く，尊敬される
前期多数採用者 (early majority)	慎重な人．最初に試す人にはならない
後期多数採用者 (late majority)	新しいアイディアに懐疑的で用心深い人
採用遅滞者 (laggards)	伝統志向で孤立的な人

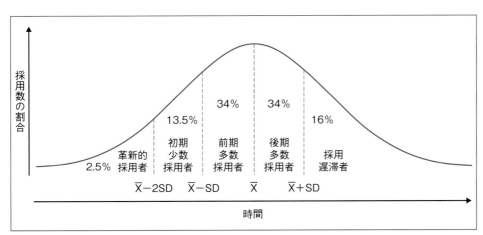

❽ 革新性をもとにした採用者分類

（E・M・ロジャーズ．宇野善康監訳．イノベーション普及学入門．産業能率大学出版部；1981，p.250より）
X̄：平均，SD：標準偏差．

参考文献

・E・M・ロジャーズ．宇野善康監訳．イノベーション普及学入門．産業能率大学出版部；1981.
・The Positive Deviance Initiative. Positive Deviance Terms. https://positivedeviance.org/terms
・一般社団法人日本健康教育学会．健康行動理論による研究と実践．医学書院；2019.
・神馬征峰．行動変容のためのポジティブ・デビエンス・アプローチ．日健教会誌2013；21：253-261.
・ウィリアム・R・ミラー，ステファン・ロルニック．原井宏明監訳．動機づけ面接 第3版，上・下．星和書店；2019／William RM, Stephen R. Motivational Interviewing, 3rd edition. Guilford Press；2013.

5

組織づくり・地域づくりへの展開

カコモン に挑戦‼

解答

◆ 第33回-107

栄養教育を受けた学習者が，学んだことを生かして組織づくりへと展開した事例である．正しいのはどれか．1つ選べ．

(1) パパママ教室を受講した父親が，イクメン向けの情報をSNSで発信した．

(2) 離乳食教室を受講した母親が，育児中の友人と学んだ情報を共有した．

(3) 食物アレルギー教室を受講した保護者らが，修了者のメーリングリストに登録した．

(4) PTA対象の環境学習を受講した保護者らが，給食の生ごみで作った堆肥で学校菜園の運営を開始した．

(5) 炎症性腸疾患の患者会に参加した家族が，会のホームページで体験談を公表した．

◆ 第31回-108

職場のメタボリックシンドローム改善教室において，活発なグループダイナミクスが期待できる取組である．最も適切なのはどれか．1つ選べ．

(1) 各自が食事記録を持参し，自分の課題を考える．

(2) 体重減少が大きかった人に，減量の工夫を報告してもらう．

(3) 低エネルギーの料理の作り方を，調理実習で学ぶ．

(4) 小グループを作り，グループ間で体重減少量を競い合う．

◆ 第31回-102

被災地におけるコミュニティオーガニゼイションに関する記述である．正しいのはどれか．1つ選べ．

(1) 陸上自衛隊が，炊きだしをはじめた．

(2) 被災経験者が，救援物資を送った．

(3) 管理栄養士が，食物アレルギーを持つ子どもに対して支援を行った．

(4) 被災者が，仮設住宅の敷地内に談話喫茶を立ち上げた．

(5) 職能団体が，災害支援チームリーダーを派遣した．

◆ 第32回-108

災害を想定して，校区ごとに防災ネットワークを設立することになった．地域のソーシャルキャピタルを高めるための，管理栄養士の働きかけに関する記述である．最も適切なのはどれか．1つ選べ．

(1) 校区ごとに，災害時に支援の優先度が高い人を把握する．

(2) 自分の身は自分で守れるように，非常食の確保を促す．

(3) 避難所運営訓練で，住民による炊き出しを指導する．

(4) 校区外からの，救援物資の搬入ルートを確認する．

◆ 第34回-103

認知症高齢者を支えるためのソーシャルキャピタルの醸成につながる取組である．最も適切なのはどれか．1つ選べ．

(1) 地域の保健センターが，認知症に関する情報発信を活発に行った．

(2) 地域のコンビニエンスストアが，管理栄養士監修の弁当の宅配を始めた．

(3) 地域の栄養教室を修了したボランティアが，高齢者の食事会を開催した．

(4) 地域の病院が，在宅患者訪問栄養食事指導のためのスタッフを増やした．

◆ 第35回-100

食品会社に勤める管理栄養士が，新しい減塩調味料の販売促進方法を企画した．その企画内容と，イノベーション普及理論に基づく普及に必要な条件の組合せである．最も適当なのはどれか．1つ選べ．

(1) 既存の商品よりナトリウムの低減割合が高いことをラベルに記載する．―――― 適合性

(2) 新商品を使った減塩教室を開催する．――――――――――――――――――― 試用可能性

(3) 減塩商品利用者のニーズから生まれた商品であることを宣伝する．――――― 可観測性

(4) 1回使用量の調整ができる新容器を採用する．――――――――――――――― 比較優位性

(5) モニターを募集し，新商品の感想をSNSで発信してもらう．――――――――― 複雑性

5

組織づくり・地域づくりへの展開

3 行動経済学

- 行動経済学は，経済学の一分野である．伝統的な経済学は，人が合理的に判断することを前提としているのに対し，行動経済学では，人は必ずしも合理的に判断しないと考える．
- 行動経済学はさまざまな実験によって人の判断や選択を分析し，体系化している．
- 行動経済学を支える理論には，二重過程理論（dual processing theory）やプロスペクト理論（prospect theory）などがある．
- 二重過程理論とは，人が判断や選択をするときに，直感的なシステム1と注意力を要するシステム2の2種類の思考があることを示した理論である（❶）．
- システム1を使って，直感で結論を出すことを**ヒューリスティック**（heuristic）という．ヒューリスティックによる判断には，バイアス（bias）が生じやすい．
- プロスペクト理論は見通し（プロスペクト）が立たない状況での意思決定に関する理論である．プロスペクト理論の特徴は利得と損失の心理的価値のグラフで表される（❷）．人は自分のなかに参照点（基準）を置き，参照点との比較によって物事の心理的価値を判断する．
- 参照点は与えられた情報の影響を受ける．たとえば，「300円」という表示よりも，「600円が50%オフで300円」と「600円」という参照点を表示したほうが割安に感じる．これは先に与えられた数値などの情報がその後の判断に影響を与えるアンカリング効果である．
- プロスペクト理論で重要な概念の一つは，損失回避性である．参照点から利得や損失の方向性に変化する場合，損失による変化のほうが心理的価値の変化の程度が大きい．

●MEMO●

お菓子のパッケージには栄養成分表示がある．しかし，栄養成分表示をみて健康的かどうかを判断するには，システム2により栄養成分表示を読み取って，考える必要があり，時間がかかる．そのため，判断を行う前に，システム1により直感的に食べたいと感じて判断し，購入してしまう．健康的な判断を促すためには，システム1にも訴える必要がある．

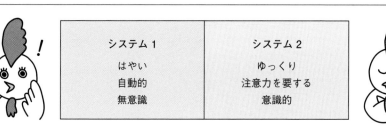
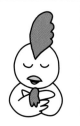

❶ **システム1とシステム2の特徴**

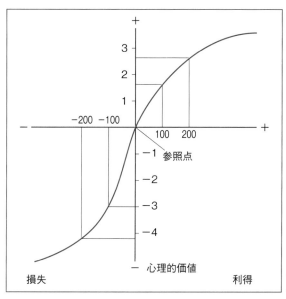

❷ **利得と損失の心理的価値**
グラフの中心には参照点がある．−200（損失）の心理的価値は−4より小さく，200（利得）の心理的価値は3以下であり，同程度の損失と利得では，損失のほうが心理的価値の絶対値が大きい．利得200までと200以降を比べると，グラフの傾きがゆるやかになっており，利得も損失も，値が大きくなるほど心理的価値が増加（減少）しにくくなる．
（ダニエル・カーネマン．村井章子訳．ファスト&スロー──あなたの意思はどのように決まるか？　下．早川書房；2014，p.102図10を参考に作成）

5
組織づくり・地域づくりへの展開

❸ 栄養教育におけるナッジの活用例

概念	意味	栄養教育におけるナッジの活用例
利用可能性ヒューリスティック	思い浮かびやすいことをもとにして判断すること	1日に何度も見るトイレの壁などに旬の野菜のポスターを貼る
現状維持バイアス	変化を避けて現状維持を望むこと	丼メニューは野菜の小鉢つきを初期設定（デフォルト）とする
アンカリング効果	ある数値を見積もる前に何らかの数値を与えられると，与えられた数値に判断が引っ張られること	「サラダ1パック300円」と表示するだけでなく，「サラダ1パック　通常600円が300円」と表示する
フレーミング効果	表現を変えることで受け手の印象を変える効果をもたらすこと	「目標を2割達成できなかった」ではなく「目標を8割達成できた」と表現する
イケア効果	自分が作ったものに本来以上の価値を感じること	子どもが苦手な野菜を，子どもと一緒に栽培・収穫して食卓に出す
同調効果	周りの人と同じ意見や行動をとることで安心すること	ヘルシーメニューを選ぶ人が多いことを強調した表示を掲示する

たとえば，90％成功する手術と，10％失敗する手術は同じ意味だが，損失のほうが大きくとらえられるため，90％成功する手術という表現のほうが好まれる．このように，表現の仕方を変えることで，受け手の印象が変わることをフレーミング効果という．

● ナッジ（nudge）は，意思決定に関するさまざまな理論や概念に基づき，人々が望ましい行動をとるように，そっと後押しすることである（❸）．

参考文献

・Roberto CA, Kawachi I. Use of psychology and behavioral economics to promote healthy eating, Am J Prev Med 2014；47：832-7.
・一般社団法人日本健康教育学会．健康行動理論による研究と実践．医学書院；2019.
・ダニエル・カーネマン．村井章子訳．ファスト＆スロー——あなたの意思はどのように決まるか？ 上・下．早川書房；2014.
・Service O, et al. EAST：four simple ways to apply behavioural insights. London：The Behavioural Insights Team；2014.

豆知識

ナッジ：ナッジとは，ひじで軽くつつくという意味がある．たとえば，クラッカー1袋100g入りと400g入りを用意し，食べる量を比較すると，おかわりが自由でも100g入りを用意したときのほうが食べる量が少なくなる．この結果は，クラッカーの袋の大きさを小さくすることがナッジとなり，摂取量が抑制できたことを示す．

Column　ナッジを活用するフレームワーク「EAST」

EASTは，イギリスのThe Behavioural Insights Teamによって開発された．この組織はNudgeユニットとして知られ，行動科学的な知見を政策や公共サービスに適用し，人々の生活をより良くするために設立された．ナッジには，意思決定に関するさまざまな理論や概念が関連し，たくさんの種類がある．EASTは，ナッジを整理し，実践に活用するための簡単で覚えやすいフレームワークである．

■フレームワーク「EAST」

EASTを構成する要素	説明	例
Easy（簡単）	行動を実行しやすいように，簡単にする	●健康教室募集のチラシで，余計な文章をカットし，わかりやすくする ●コンビニエンスストアで，サラダを取りやすい棚の位置に配置する
Attractive（魅力的）	インセンティブをつけたり，楽しそう，おいしそうなど，魅力的にみせる	●食堂でサラダを選択すると，ポイントが2倍になる ●メニューの名前をおいしそうな名前にする
Social（社会的）	周囲の人たちがやっているということに気づかせる	●野菜摂取量が200gの人に対し，目標の350gに足りてないというのではなく，「あなたと同じ年代の人の平均摂取量は，280gです」というほうが対象者に響く
Timely（タイムリー）	行動を実行しやすいタイミングで働きかける	●誕生日，新年などに向けて，行動変容を促す取組を行う ●健診前に，減量教室を開催する

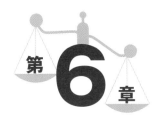

第6章 ライフステージ別の栄養教育の特徴

学修目標
- 各ライフステージの特徴（身体・精神的状況，価値観，社会的背景など）と栄養・健康課題を理解する
- 各ライフステージの対象に適した，アセスメント内容や教材，学習形態を選択できる
- 行動変容の理論やマネジメントサイクルに基づき，多様な場における栄養教育を実践できる

要点整理
- ✓ 各ライフステージには，それぞれ特有のライフイベントや栄養・健康課題がある．適切にアセスメントを行い，課題の解決に向けた栄養教育を計画（企画）する．
- ✓ ライフステージが変われば，家族形態や就学・就業，人間関係も変化するため，ソーシャルサポートを受ける人や関係する組織なども変化する（p.10の生態学的モデルを参照）．
- ✓ ライフステージごとに，主な栄養教育の場も変化する．それぞれの場で，6W2H（第2章〈p.22〉）を意識した栄養教育を計画，実施する．
- ✓ 行動変容の理論とモデル，行動変容技法，マネジメントサイクルに基づく栄養教育の実施に関してはそれぞれ第2章（p.14），第3章（p.36）を参照する．
- ✓ 実際の栄養教育の展開例は，第7章（p.95）を参照する．

第6章の構成について

● 第6章は，以下の1〜4の流れで，7つのライフステージごとの栄養教育について，わかりやすく学べるよう構成している．

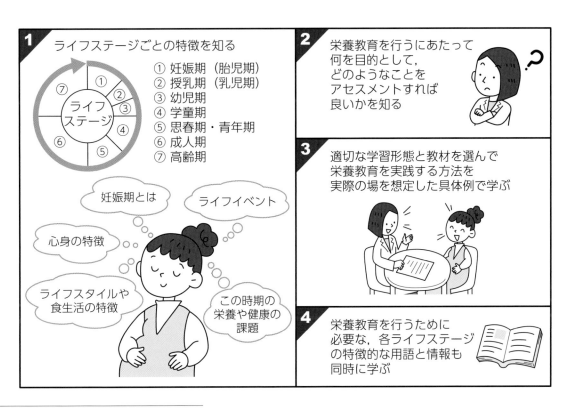

本章では「教材の種類」に対して，略号を用いている．
【凡例】 ㊞＝印刷教材，㊥＝展示・掲示教材，㊗＝視聴覚教材，㊙＝演劇教材，㊐＝実演教材

1 妊娠期（胎児期）の栄養教育の展開

妊娠期（胎児期）とは		受精卵が着床して胎盤が形成され，その胎盤を介して栄養・酸素が供給されて胎児が発育し，分娩に至るまでの期間*1
心身の特徴	ライフイベント	母子健康手帳*2を受け取る，妊婦健診，安産祈願（戌の日の帯祝い），産前休暇，時短勤務，出産準備，入院（病院・医院・助産院），里帰り
	栄養課題	やせ，体重増加*3不良，肥満，偏った食生活，葉酸の摂取（妊娠初期），飲酒 シングルマザー・非就業・貧困などの社会経済的な理由，もしくは食事への無関心により，十分な食事を摂取していないことがある
	健康課題	妊娠悪阻，病気（妊娠高血圧症候群，妊娠糖尿病），切迫流産，流産，切迫早産，早産，低出生体重児の出産，喫煙，就業・通勤による過労やストレス，第一子出産年齢の上昇，妊婦健診を受診しない
	ライフスタイル（食生活の特徴）	●健康的な食事や生活習慣（十分な睡眠や休養，禁酒・禁煙など）への関心が高まりやすいが，逆に，無関心なままの場合もある ●胎児の発育につれて，母体の体重や体型が変化する ●つわりの時期には食べられなかったり，嗜好が変わったりする ●妊娠中期～後期にかけて，食欲・食事量が増す ●お腹が大きくなると，買い物や調理がしづらくなる
アセスメント（何を目的として行うのか）		○背景 年齢，妊娠歴，家族形態，就業有無・就業形態，社会経済的状況（貧困） ○健康・栄養 非妊娠時の体格，妊娠中の体重増加量，胎児の発育状況，妊婦健診を受けているかどうか，栄養摂取状況，買い物や調理ができているか ○健康・栄養に影響を及ぼす食行動 欠食，間食，外食，偏食，ダイエット，サプリメントの誤った使用 ○問題となる食行動改善への準備性，価値観，興味，関心度，知識・スキル ○食環境 食物や情報へのアクセス（入手） ●つわりの時期やお腹が大きくなる妊娠後期に，買い物や調理に支障が生じていないか ●正しい情報を得ているか ○ソーシャルサポート ●夫やパートナー，親（同居または郷里），近隣に住む親類，友人，専門職（保健センターや産院の管理栄養士・看護師・助産師など）からの支援はあるか ●公的支援（助産制度など）やサービスを利用しているか

*1 最終月経の初日から約40週.

妊娠初期：0～13週
妊娠中期：14～27週
妊娠後期：28週以降

*2 母子健康手帳は，居住地の市町村や区の窓口に妊娠の届出をした妊婦本人に交付される．交付時に，妊婦健康診査（定期的に母子の健康状態を観察する）や教室や相談，子育て支援の制度などの説明を受けることが多い.

*3 妊娠中の体重増加量の目安は，妊娠前の体格別に示されている
妊娠前体格区分：
低体重（やせ）（BMI 18.5未満）では12～15 kg
標準（ふつう）（BMI 18.5以上25未満）では10～13 kg
肥満（1度）（BMI 25.0以上30.0未満）では7～10 kg
肥満（2度以上）（BMI 30.0以上）では個別対応（上限5 kgまでが目安）
〔重要〕増加量を厳格に指導する根拠は必ずしも十分ではないと認識し，個人差を考慮したゆるやかな指導を心がける（「産婦人科診療ガイドライン 産科編2020」CQ010より／厚生労働省．「妊娠前からはじめる妊産婦のための食生活指針」より）
※BMIの単位はkg/m^2（ここでは省略している）

（次ページにつづく）

●MEMO●
DOHaD説："Developmental Origins of Health and Disease" の頭文字をとったもので，生活習慣病胎児期発症起源説とも呼ばれる．胎児期から出生後早期の低栄養環境が，生活習慣病に関連する遺伝子群の発現制御に影響を与え（エピジェネティクス），成人期以降の生活習慣病のリスク要因になるという説である．日本では，低出生体重児（2,500 g未満）の割合が先進国中で高いため，女性のやせ願望や不適切なダイエットにより妊娠中の栄養摂取が不十分であることが懸念されている．妊娠期はもとより，妊娠前からの栄養教育が求められている.

●MEMO●
葉酸の摂取：妊娠を望んでいる女性や妊娠の可能性がある女性は，胎児の神経管閉鎖障害のリスク低減のために，食品からの摂取に加え，サプリメントや強化食品から付加的に摂取することが推奨されている（詳細は，日本人の食事摂取基準2020年版を参照すること）．神経管は妊娠7週までに完成するが，この時期はまだ妊娠に気づきにくいためである.

主な栄養教育の場，栄養教育実施者			
①居住地（市町村）の保健センター，保健センターの管理栄養士			
誰と連携するか→教室や健診スタッフ（保健師，歯科衛生士，医師〔※非常勤〕） アルバイトやボランティアスタッフ（地域活動栄養士，食生活改善ボランティア）			
テーマの例：つわりの対処法（初期），妊娠中の食事，時短バランスレシピ　など			

学習形態と教材	学習形態		教材（略号の説明はp.71参照）
	集団	講義（例：新米パパママ教室，プレパパ教室，両親教室などの教室を実施する場合） ※妊婦健診会場では，待ち時間を利用して映像を流す，ポスターを掲示するといった方法が取られることがある	印（パンフレット，リーフレット） 展（ポスター） 視（DVD，パワーポイントのスライドショー）
	小集団	グループ学習，グループカウンセリング （例：子育てサロン，つどいの広場など自由に集まれる場所） ※先輩ママの体験談は，第一子を妊娠した女性にとってのピア・エデュケーションとなりうる ※一方で「すでにグループができていると新参者が参加しづらい」という住民意見もあり，第一子の親のみを対象として仲間づくりをしている自治体もある	印（パンフレット，リーフレット） 展（食品カード，フードモデル，食品の実物）
	個別	栄養相談（栄養カウンセリング） ※つわり，体重が増えにくいなど，個別の栄養課題に対応する．教室のなかで行うこともあれば，随時，電話や来所などによる相談に応じることもある ※出生届が出された後，保健師，母子保健推進委員などが全戸訪問（全出生児を対象に，母子の健康状態や支援が必要かどうかなどを一軒ずつ訪問して確認する）を実施している自治体もある．訪問者が栄養に関する質問を住民から受けたときに，管理栄養士から情報提供するといった，間接的な指導を行う場合がある	通信（電話，メール）
指針など	妊産婦のための食事バランスガイド（厚生労働省） 妊娠前からはじめる妊産婦のための食生活指針（厚生労働省） 健やか親子21（第2次）*4		*4母子の健康水準を向上させるための取組を推進する国民運動計画．現在は，第2次（2015年から10年間）が行われている． 教室や相談には，もともと関心の高い妊婦が訪れやすい．母子手帳交付時などに，すべての妊婦に参加を勧めることが望まれる．
ポイント	●個々の状況に合わせた支援（体重増加，食事摂取量，栄養バランス，買物や食事づくりの負担軽減，肥満や妊娠高血圧症候群・妊娠糖尿病の予防）を行う ●地域のサポートや行政サービスを活用した支援を行う ●仲間づくりを意識した教室プログラムとする ●家族（特に夫やパートナー）の教室参加を促す ●夫婦で沐浴・おむつ替え・お着がえ実習をしたり，夫が妊婦体験を行う「パパママ教室」が自治体で開催されている．管理栄養士は，夫が買い物や料理に積極的に参加できるように，具体的に方法を伝えるとよい ●自宅からでも，気軽にメールや電話で栄養相談が受けられることを伝える		

②産科のある病院やクリニック，病院やクリニックの管理栄養士			
誰と連携するか→医療スタッフ（医師，助産師，看護師），調理師（試食がある場合など）			
①の保健センターと同じ内容は医療機関でも行われる場合がある．疾患がある者には医師の指示により栄養指導が行われる			

学習形態と教材	学習形態		教材
	個別	栄養指導（栄養カウンセリング）	印（パンフレット，リーフレット，体重などのセルフモニタリング用紙） 展（食品カード，フードモデル，食品やサプリメントの実物やパッケージ） 通信（電話，メール）
ポイント	●妊娠高血圧症候群，妊娠糖尿病，貧血，体重増加不良，妊娠初期の葉酸摂取など，個々の疾患や症状に応じた栄養指導を主治医の指示のもとに行う		

ライフステージ別の栄養教育の特徴

2 授乳期（乳児期）の栄養教育の展開

授乳期（乳児期）とは		授乳期：分娩後から離乳完了までの，乳児に乳を与える期間
		乳児期：出生後から1歳に満たない期間（母子保健法の定義）
心身の特徴	ライフイベント	父母：退院，出生届，産後休暇，育児休業（父親も取得できる），授乳
		乳児：退院，お宮参り，乳児健診，お食い初め，離乳食開始，予防接種，初節句，保育園入園（親の就業状況による）
	栄養課題	母親[*1]：栄養過多（肥満），欠食，食事づくり（特に離乳食づくり）への不安　シングルマザー・非就業・貧困などの社会経済的な理由や食事への無関心などの理由により，十分な食事を摂取していないことがある　乳児：母乳不足，離乳開始[*2]や進行の遅れ，食欲不振，食物アレルギー
	健康課題	母親：乳腺炎，過労，育児への不安，マタニティブルーズ，産後うつ病　核家族で地域のつながりも薄い状況では，孤独な育児になりやすい　就業に復帰する場合は，保育所探しや入所準備が必要　乳児：発育不良，過体重，発達の遅れ
	ライフスタイル（食生活の特徴）	●健康的な食事や生活習慣への関心が高まりやすいが，無関心な場合もある ●子どもの昼夜リズムが定まるまでは，食事や生活が不規則になりやすい ●家事，買い物の負担が大きい（家族の支援が必要） ●出産前の身体の状態（体型や体重）に徐々に戻る
アセスメント（何を目的として行うのか）		○背景 家庭環境（養育者は誰か，家族形態，きょうだい，母親や父親の就業状況） 保育状況（保育所などに通っているか，保育ママやベビーシッターの利用） 児の基本情報（出生時の身体計測値，疾患の有無） ○健康・栄養 授乳方法と授乳量，離乳食開始や進行，食物アレルギー有無，発育状況，乳児健診受診，母体の回復状況 ○健康・栄養に影響を及ぼす食行動 養育者の欠食，間食，偏食，ミルクやベビーフードの誤った使用 母乳や食品の安全性などへの過度のこだわり ○問題となる食行動改善への準備性，価値観，興味，関心度，知識・スキル ○食環境 食物や情報へのアクセス（入手） 　買い物（食品の入手）に支障が生じていないか 　正しい情報を得ているか ○ソーシャルサポート ●児の父親，祖父母（同居・郷里），近隣に住む親類，ママ友，専門職（保健センターや産院の管理栄養士・看護師・助産師・保健師など，子育て世代包括支援センター[*3]職員），子育てボランティア ●公的支援やサービス[*4]を利用しているか ●就業している場合は，職場の上司や同僚の理解は得られているか

新生児：出生後28日を経過しない乳児（WHOの定義）．

[*1]本例では，養育者を母親としているが，父親や祖父母が主な養育者となる場合もある．

[*2]離乳開始とは，なめらかにすりつぶした状態の食物を初めて与えたときをいう．①首のすわりがしっかりして寝返りができ，5秒以上座れる，②スプーンなどを口に入れても舌で押し出すことが少なくなる（哺乳反射の減弱），③食物に興味を示す時期（生後5〜6か月頃）が適当とされる．詳しくは「授乳・離乳の支援ガイド（2019年改定版）」を参照．

[*3]**子育て世代包括支援センター**：市区町村に設置されており，妊産婦へ保健師などが必要な助言や指導を行うほか，支援を受けるための関係機関との連絡・調整を行う．

[*4]**産後ケアセンター**：出産後の育児支援を目的とし，母親と赤ちゃんが一緒に過ごせる宿泊型ケア施設（有料）．看護師，助産師，臨床心理士などの専門職が24時間体制で産後の女性のケアや育児相談にあたる．夜間の児の世話をスタッフに任せて眠って体力を回復したり，沐浴や母乳の与え方などを学びながら，児との生活に向けた準備をすることができる．

（次ページにつづく）

Mini Lecture　授乳期の栄養教育を進めるうえで知っておきたいこと

母乳のメリット

母乳は乳児にとって，①最適な成分組成で少ない代謝負担で済む，②感染症の発症や重症度が低下する，③小児肥満や2型糖尿病の発症リスクが低下するなどのメリットがある．また，母乳を与えることによって，①産後の母体の回復の促進，②母子関係の良好な形成など，母親側にとってもメリットがある．

離乳のタイミングと乳幼児身体発達曲線の利用

授乳および離乳がうまくいっているかどうかは，成長の過程を連続的にとらえて評価する．具体的には，母子健康手帳の中の乳幼児身体発育曲線（グラフ）に体重や身長を記入して，成長曲線のカーブに沿っているかどうかを確認する．体重増加がみられず成長曲線から下方向にはずれていく場合や，成長曲線から大きく上方向にはずれるような体重増加がみられる場合は，医師への相談や受診が必要となる．

6

ライフステージ別の栄養教育の特徴

主な栄養教育の場，栄養教育実施者			

①居住地（市町村）の保健センター，保健センターの管理栄養士

誰と連携するか→教室や健診スタッフ（保健師，歯科衛生士，歯科医師，医師），ソーシャルワーカー，心理職
　　　　　　　　アルバイトやボランティアスタッフ（地域活動栄養士，食生活改善ボランティア）

テーマの例：離乳食の開始と進め方，フォローアップミルクやベビーフードの使い方　など

学習形態と教材	学習形態		教材（略号の説明はp.71参照）
	集団	講義（離乳食教室など教室実施の場合） ※乳児健診会場では，来所者全員を一つの場所に集めて話をすることは難しいので，待ち時間を利用して映像を流したり，伝えたい内容をパネルにして待つ場所に掲示するなどの方法をとる．離乳食の試食づくりや子どもの世話を，ボランティア（地域活動栄養士，食生活改善推進員）にお願いする場合もある	印（パンフレット，リーフレット） 視（DVD，パワーポイント）
	小集団	グループ学習，グループカウンセリング ※孤独な育児とならないよう，栄養の内容に加えて，仲間づくりも視野に入れて行う	印（パンフレット，リーフレット） 展（食品カード，フードモデル，食品の実物）
	個別	栄養相談（栄養カウンセリング） ※離乳食に関する相談が多い．最初からできないと思い込んでいる母親（父親）には，セルフ・エフィカシーを高める支援が必要である	通信（電話，メール）
指針など	授乳・離乳の支援ガイド（2019年改定版）*5（厚生労働省） 妊産婦のための食事バランスガイド（厚生労働省） 妊娠前からはじめる妊産婦のための食生活指針（厚生労働省）		*5 妊産婦や子どもにかかわる保健医療従事者が基本的事項を共有し，支援を進めるために作成された．これには「乳幼児身体発育評価マニュアル」も含まれている．
ポイント	●分娩による母体の消耗の回復と授乳に必要な栄養を確保する ●母親育児への支援（人工栄養の場合は，調乳などへの支援）を行う ●離乳食の開始や進行への支援を行う*6 ●乳児健診や離乳食教室への参加を勧める ●食物アレルギーや体重増加不良への専門的支援を行う ●子どもの身体発育の評価（乳幼児身体発育曲線を用いる） ●買い物や食事づくりの負担軽減に役立つアドバイスを行う ●地域のサポートや行政の子育て支援サービスの活用方法を紹介する ●仲間づくりを意識した教室プログラムとする ●家族（特に父親・パートナー）の家事・育児サポートを促す ●仕事に復帰した場合，職場で利用できる制度やサービスを紹介する ●自宅からでも，気軽にメールや電話で栄養相談が受けられることを伝える		*6 離乳初期（生後5〜6か月頃）が流動状，中期（生後7〜8か月頃）が舌でつぶせる固さ，後期（生後9〜11か月）が歯茎でつぶせる固さ，完了（12〜18か月頃）で形のある食物，というように徐々に食物の形態が移行し，食べる力を獲得していく．

②産科のある病院やクリニック，病院やクリニックの管理栄養士

誰と連携するか→医療スタッフ（医師，助産師，看護師），調理師（試食がある場合など）

①の保健センターと同じ内容は医療機関でも行われる場合がある．疾患がある者には医師の指示で栄養指導が行われる

学習形態と教材	学習形態		教材
	個別	栄養指導（栄養カウンセリング） 先天性代謝異常，貧血，食物アレルギー，発育不良など，個々の乳児の疾患や症状に応じた栄養指導を行う	印（パンフレット，リーフレット，発育曲線） 展（食品カード，フードモデル，ミルクや離乳食のサンプル） 通信（電話，メール）
ポイント	●母親の気持ちや感情に寄り添う支援を行う ●授乳方法に関する意思決定を尊重し，授乳確立に向けた支援を行う ●離乳食の開始や進行は，発育や個別の状況に応じてアドバイスする ●児の規則正しい食事・生活リズムの形成を促す ●孤独な育児にならないよう，家族の理解促進を図ったり，ソーシャルサポートを受けることについてもアドバイスを行う ●医療機関における栄養指導は，主治医の指示のもとに行う	【豆知識】 **ハチミツは1歳までNG：** 1歳未満の児にハチミツやハチミツ入りの加工食品（飲料，お菓子）を与えると，乳児ボツリヌス症にかかることがあり，ハチミツは禁止食品である．外食でも，パンやホットケーキ，などに使われている場合があり，原材料に注意する．	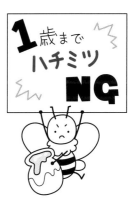

3 幼児期の栄養教育の展開

幼児期とは		満1歳から小学校就学までの期間
心身の特徴	ライフイベント	離乳完了，保育園や幼稚園への入園・卒園，七五三，一歳半健診，三歳児健診，予防接種，習い事やスポーツの開始
	栄養課題	偏食，小食，過食，離乳完了の遅れ，食物アレルギー，間食の食べ方や量の不適切，咀嚼が苦手，食事のマナー（箸などの食具の使い方）が不適切
	健康課題	肥満，やせ，う歯，発達*1の遅れ，生活リズムの夜型化
	ライフスタイル（食生活の特徴）	●食物や食事づくりへの興味が広がり，嗜好（食べ物の好み）が形成される ●手づかみ食べから，スプーンや箸などの食具使用へ移行する ●「いただきます」「ごちそうさま」の挨拶や，席に座って食事ができるようになる ●1日3食の食事リズムが確立する，歯みがきやうがいが自分でできるようになる ●第一反抗期で言うことを聞かなくなったり食へのこだわりが出現したりする ●保育所・幼稚園・子ども園で，集団生活での食事や食育を体験する
アセスメント（何を目的として行うのか）		○背景 家庭環境（養育者は誰か，家族形態，きょうだい，母親や父親の就業状況） 保育状況（保育所・幼稚園・子ども園などに通っているか），社会経済的問題（シングルマザーや貧困など），ネグレクトはないか ○健康・栄養 食欲があり食事を楽しみにしているか，食事や排便は規則正しいか 元気に遊んでいるか，睡眠（早寝早起きか），発育は良好か（成長曲線） ○健康・栄養に影響を及ぼす食行動 小食，過食，偏食（野菜嫌いが多い），甘い菓子や飲み物への強い嗜好，かまずに飲み込む，遅い夕食，朝食欠食，孤食（ひとりで食べさせる） ○問題となる食行動改善への準備性，価値観，興味，関心度，知識・スキル ○食環境 幼児が食べやすい食物が提供されているか 幼児期の食の正しい情報にアクセスできているか ○ソーシャルサポート 父親，祖父母（同居・郷里），近隣に住む親類，ママ友，専門職（保健センターの管理栄養士・保健師，子育て支援センター職員，保育士，幼稚園教諭），子育てボランティア，近隣の住民，就業している場合は職場の上司・同僚 公的支援やサービスを利用しているか

保育園（厚生労働省）：日々保護者の委託を受けて，保育に欠けるその乳児又は幼児を保育することを目的とする施設（児童福祉法）．

幼稚園（文部科学省）：3歳から小学校入学前までの幼児を保育し，適当な環境を与えて心身の発達を助けることを目的とする学校（学校教育法）．

認定子ども園（内閣府）：教育・保育を一体的に行う施設で，幼稚園と保育所の機能を併せもつ．

*1 発育と発達の違い
　発育：形態的変化（身長や体重など身体の量的増大を意味する）
　発達：機能的変化（運動能力や精神面など機能的な成熟を意味する）

ネグレクト：育児放棄や育児怠慢とも呼ばれる児童虐待の一つ．食事を与えない，風呂に入れない，病気やケガをしても病院に連れていかないなどのことをさし，身体的な虐待が必ずしもあるわけではない．近年増加しており，厚生労働省は，児童福祉法等の一部を改正する法律に基づき，児童虐待防止対策を行っている．

主な栄養教育の場，栄養教育実施者

①保育園・幼稚園，保育園・幼稚園の管理栄養士，栄養士

誰と連携するか→保育士，調理師（員），幼稚園の教諭（保育所保育指針や幼稚園教育要領に基づいて食育が行われる）

テーマの例：みんなでたべるとおいしいね，たべものさんありがとう，やさいのひみつ，きょうはおつきみ　など

学習形態と教材	学習形態		教材（略号の説明はp.71参照）
	集団	●給食参観の日や発表会など，養育者が来園する行事に合わせた食育（試食会や講演会，劇など）を行う ●毎日の給食を，ケースに入れて展示する ●保育と食育を連動させて，保育士に食べ物の絵本や紙芝居などの読み聞かせを依頼する（クラス単位） ●給食や弁当がある日に，行事食や地域の特産物，箸の持ち方などについて教える（クラス単位） ●栽培体験，菓子づくり，簡単なクッキングなどを体験する ●菜園や果樹園などで収穫体験を行う ●定期的に，食育だよりを発行し，家庭に配布する ●園のホームページに，給食の写真や栄養・食の情報を掲載する	演（紙芝居，ペープサート，人形劇，エプロンシアター，着ぐるみ） 実（歌，ダンス） 視（〈短時間の〉動画，ホームページ） 展（食品の実物やパッケージ，フードモデル，食品・料理カード，写真，箸） 印（パンフレット，おたより）
	個別	離乳食や幼児食などに関する栄養相談（面談，送迎時の会話，連絡帳，メールなど） 食物アレルギー，やせ，小食，肥満など，個別対応が必要な場合の栄養相談	印（パンフレット，セルフモニタリング用カレンダー） 通信（連絡帳，メール）

（次ページにつづく）

6　ライフステージ別の栄養教育の特徴

ポイント	●家庭と連携して進める
	●個別の栄養相談では，家庭の事情や養育者の気持ちに寄り添う支援を行う
	●食物アレルギーなど，疾患がある児への栄養指導は，児の主治医の指示のもとに行う
	●離乳完了や幼児食の進行は，発育や個別の状況に応じてアドバイスする
	●食事や生活リズムの形成は，家庭と園での時間の過ごし方を連続的にとらえて行う（食事時間，お昼寝・就寝・起床時間など）

②居住地（市町村）の保健センター，保健センターの管理栄養士

誰と連携するか→教室や健診スタッフ（保健師，歯科衛生士，歯科医師，医師），心理職
アルバイトやボランティアスタッフ（地域活動栄養士，食生活改善ボランティア）

テーマの例：幼児食の進め方，おやつの与え方，むし歯を予防する食生活　など

学習形態と教材	学習形態		教材
	集団	養育者へのミニ講義 一歳六か月児健診，三歳児健診などの待ち時間を利用して，ミニ講義を行う，映像を流す，試食コーナーを設置する，ポスターを掲示するなどの方法により行う	印（パンフレット，リーフレット，おやつのレシピ） 視（DVD，パワーポイント） 展（フードモデル，食品の実物やパッケージ，ポスター，パネル）
	小集団〜集団	グループ学習，グループカウンセリング 養育者の仲間づくりを目的とした集まりをもつ	印（パンフレット，リーフレット，成長曲線）
	個別	栄養相談（栄養カウンセリング） 小食，偏食に関する相談がある場合や，肥満ややせ，食物アレルギーなどの疾患をもつ幼児には，個別対応する	展（食品カード，フードモデル，食品の実物やパッケージ） 通信（電話，メール）
指針など	授乳・離乳の支援ガイド（2019年改定版）（厚生労働省）／食育ガイド（農林水産省）		
ポイント	●離乳完了や幼児食づくりへの支援を行う ●発育の評価には，成長曲線*2を用いる ●食物アレルギーや体重増加不良，小児肥満への支援を行う ●買い物や食事づくりの負担軽減へのアドバイスを行う ●地域のサポートや行政の子育て支援サービスの活用方法を紹介する ●仲間づくりを意識した教室プログラムとする ●家族（特に夫やパートナー）への家事・育児サポートを促す ●就業している場合，職場で利用できる制度やサービスを紹介する ●健診や教室への参加を勧める ●自宅からでも，気軽にメールや電話で栄養相談が受けられることを伝える		*2**成長曲線**：発育曲線ともいう．個人の年齢ごとの身長・体重の測定値をつないだ曲線のこと．厚生労働省の「乳幼児の身体発育曲線」が参考になる．また，スマートフォンで入力できる「すくすく成長曲線（無料アプリ）」も製薬会社から提供されている．幼児期（6歳まで）は母子手帳にある成長曲線の使用も有効である．

❶　幼児期の栄養教育実施上の工夫

・実物を見せる，触らせるなど，五感を使った学習が望ましい ・物語があると伝わりやすいので，演劇教材に伝えたいメッセージをストーリーとして盛り込むとよい ・年齢が小さい子どもは，静止しているものより動くものに興味を示すので，動きのある紙芝居，人形劇，エプロンシアター，ペープサートも適している ・歌やダンスにも興味を示すので，覚えてほしいことを歌詞に入れ，みんなで繰り返し歌うことにより，楽しみながら知識の定着を促すことができる	・教材の文字は少なく，イラストを多くし，カラフルに仕上げる ・集団指導の人数は5〜30人（1クラスくらいまで）が効果的 ・集中力が続くのは，年齢や環境にもよるが，一般に10〜15分といわれているため，短くわかりやすく仕上げる ・人形やペープサートを使うときは，それらが目立つように黒っぽい上着を着る．複数人で話をするときは，話者が目立つように1歩前に出て話す，一番後ろの児まで届く声で話す，最初に集中できる状況をつくるために手遊び歌などを取り入れる，などの工夫を行うとよい

Mini Lecture　保育所保育指針における食育のとらえ方

保育所保育指針は，保育の基本となる考え方や保育のねらいなどについて定めたものである．食育の部分を抜粋する．
食育の推進
　保育所における食育は，健康な生活の基本としての「食を営む力」の育成に向け（中略），実施しなければならない．
①子どもが生活と遊びの中で，意欲を持って食に関わる体験を積み重ね，食べることを楽しみ，食事を楽しみ合う子どもに成長していくことを期待するものであること．
②乳幼児期にふさわしい食生活が展開され，適切な援助が行われるよう，食事の提供を含む食育の計画を作成し，保育の計画に位置付けるとともに，その評価及び改善に

努めること．
③子どもが自らの感覚や体験を通して，自然の恵みとしての食材や調理する人への感謝の気持ちが育つように，子どもと調理員との関わりや，調理室など食に関わる保育環境に配慮すること．
④体調不良，食物アレルギー，障害のある子どもなど，一人ひとりの子どもの心身の状態等に応じ，嘱託医，かかりつけ医等の指示や協力の下に適切に対応すること．栄養士が配置されている場合は，専門性を生かした対応を図ること（厚生労働省，平成29〈2017〉年3月改正/平成30〈2018〉年4月から適用）

6

ライフステージ別の栄養教育の特徴

4 学童期の栄養教育の展開

学童期とは		小学1〜6年生（6〜12歳）の期間
心身の特徴	ライフイベント	小学校入学，学童保育，学校給食，習い事の発表会やスポーツの大会，修学旅行，小学校卒業
	栄養課題	朝食欠食，間食・夜食の食べ方や量が不適切，孤食，偏食，過食，不適切なダイエット，貧困を背景とする不十分な食事
	健康課題	生活リズムの夜型化，ゲームやスマートフォンの過使用，不活発な生活，運動不足，肥満，小児メタボリックシンドローム，食物アレルギー，やせ，貧血，摂食障害（高学年）
	ライフスタイル（食生活の特徴）	●平日は学校中心の生活を送り，学校にいる間は，学校給食で栄養を補給する ●放課後の学童保育で間食や軽食を摂る児童もいる ●休日は，学校がある日と比較して牛乳や野菜の摂取量が減りやすい ●夏休み中に，食生活（食事，間食，飲み物の摂取量など）が変わりやすい ●学級活動や授業のなかで，「食に関する指導」を受ける ●学年の進行とともに，食の一部が自立していく*1 ●スポーツ活動により，多くのエネルギーや栄養素を必要とする場合がある ●塾や習い事などで，夕食や就寝時刻が遅くなることがある ●集団生活や友人関係，家族関係などからくるストレスが，食事量や食べ方に影響することがある
アセスメント（何を目的として行うのか）		○背景 家庭環境（家族形態，保護者の就業状況・勤務形態，調理担当者） 学童保育の利用有無，スポーツや習い事，放課後や休日の過ごし方 ○健康・栄養 学校は楽しいか，食事を楽しんでいるか，身体活動量は十分か，生活リズムの規則性（早寝早起き，朝食摂取，排便），発育は良好か（成長曲線） ○健康・栄養に影響を及ぼす食行動 欠食，間食，夜食，孤食，偏食（苦手な食品がある，好きなものだけ食べる），過食，菓子や飲み物の購入や摂取，保護者の食へのかかわり ○問題となる食行動改善への準備性，価値観，興味，関心度，知識・スキル ○食環境 どこで食品を入手しているか（親・子） 家で食べ物や健康の話をすることがあるか（親・子） ○ソーシャルサポート 保護者，祖父母（同居・郷里），近隣に住む親戚（おじ・おば・年上のいとこなど），年上のきょうだい，年上の友人，学級担任，専門職（栄養教諭，養護教諭），学童保育の指導員，スポーツクラブ指導者，塾講師，近隣の住民

学童期前半：心身は安定的に発育する．
学童期後半：第二次発育急進期（思春期スパート）が，女子から先に現れ，形態的，精神的に性別の特徴が出てくる．したがって①成長のためのたんぱく質摂取，②女子では月経の有無も考慮した鉄摂取などへの配慮が必要となる．

*1 おこづかいで食べたいものを購入する・調理する・家族以外の人（友人など）と食事をする．

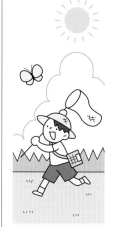

（次ページにつづく）

Mini Lecture　栄養教諭の職務

　「教育」と「栄養」の2つの専門性を生かして，教職員，家庭，地域と連携しながら，①食に関する指導（給食の時間の指導，教科等の指導，個別的な相談指導）と②学校給食の管理（栄養管理と衛生管理）を行う（文部科学省．栄養教諭を中核としたこれからの学校の食育．平成29年）．

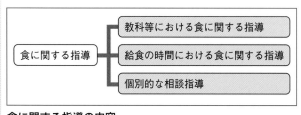

食に関する指導の内容
（文部科学省．食に関する指導の手引―第二次改訂版―．平成31年）

《学童期の関連情報》

❶ 学童期の栄養教育にかかわる法律や政策（栄養教育の観点から）

●学校教育法（栄養教育の職務や免許）
●学校給食法（学校給食を活用した食に関する指導の充実）
●第4次食育推進基本計画の重点事項（2021〜2025年度）
　重点事項1．生涯を通じた心身の健康を支える食育の推進
　　　　　　（国民の健康の視点）
　重点事項2．持続可能な食を支える食育の推進
　　　　　　（社会・環境・文化の視点）
　重点事項3．「新たな日常」やデジタル化に対応した食育の推進（横断的な視点）

6
ライフステージ別の栄養教育の特徴

主な栄養教育の場，栄養教育実施者
小学校の栄養教諭（※栄養教諭が配置されていない地域では，学校に配属された管理栄養士・栄養士の場合もある）
誰と連携するか→学校長，教頭，養護教諭，学級担任，教科担任，調理員，校医（医師・歯科医師），学校薬剤師，PTA，学童保育の指導員，教育委員会の指導主事，行政の管理栄養士，食生活改善推進員，地域活動栄養士，地域の農場（農家）・市場・商店・スーパーマーケット，農協（JA），漁業組合，地域のミニコミ誌やFMラジオ局・ケーブルテレビなどの編集者や担当者

テーマの例：学校が作成した食に関する指導の全体計画（※）や食に関する指導の手引き（※）に従って決める			
学習形態と教材	学習形態		教材（略号の説明はp.71参照）
	集団（学校全体）	朝礼，運動会，音楽会など，学校行事に合わせて，食の話や展示（映像，ポスターなど）を児童や保護者に向けて行う． 給食試食会を行う 保護者（父親）学級など，保護者が学校に集まる機会に，栄養・食の話や調理実習などを行う 定期的に食育（給食）だよりを家庭に配布する 学校のホームページに，その日の給食の写真や食育行事の情報，学童期の栄養・食の情報を掲載する	㊐（劇，紙芝居） ㊩（歌，体操，料理実演） ㊖（動画，パワーポイント，ホームページ） ㊑（給食や食材の実物，児童が描いたポスターや標語，フードモデル，料理カード，料理写真，子どもの成長に合った箸） ㊞（パンフレット，おたより）
	集団（クラス単位）	ランチルームを活用した指導を行う 《給食の時間の指導》*2 ●「給食の時間における食に関する指導」として，校内放送やミニ講話・紙芝居など，給食を生きた教材とした指導を行う ●学級担任が行う「給食指導（準備・給食受け取り・配膳・食事・片付けやそれに付随する衛生やマナーの指導）」が円滑に行えるようにサポートする 《教科などの指導》*3 ●チーム・ティーチング*4で，学級担任や教科担任と一緒に，教科などにおける「食に関する指導」を行う． ●地場産物や地域の食文化に触れるため，地域の人材をゲストティーチャーとして招いたり，社会科見学と連動した食育の企画やマネジメントを行う	*2 指導案を作成する *3 指導案を作成し，事前に担任の確認を得る *4 チーム・ティーチング（T・T；team teaching）とは複数の教員が役割を分担し，協力し合いながら指導計画を立てて指導する教え方のこと．栄養教諭は単独で学級や教科をもてないため，学級担任と一緒に「道徳」の時間に，食べ物や食事を作る人への感謝の気持ちをもつことを学んだり，教科担任（家庭科）と一緒に「家庭科」の時間に給食を教材としてバランスの良い食事について学んだりする．
	個別	《個別的な相談指導》 ●食に関する健康課題（肥満，やせ，食物アレルギー，貧血，スポーツ活動など）を有する児童に対する個別的な指導を計画的に行う ●養護教諭，学級担任と連携する ●必要に応じて保護者を含める ●上記の健康課題以外でも，児童や保護者からの栄養や食に関する相談があれば，個別に対応する（面談，電話，手紙） ●特別支援学級の児童に対しても，個別の食べる力を観察・把握するとともに，学級担任と協力して，おいしく楽しく給食を食べられるよう，一人ひとりに配慮する．将来の自立につなげるため，学級担任が行う日々の給食指導（準備や衛生，マナーなど）のサポートも行う．	㊞（パンフレット，セルフモニタリング用紙，給食献立や使用食品一覧表，成長曲線，簡単な食事アセスメント用紙） ㊑（フードモデル，食品のパッケージや外食栄養成分表示，料理カード） 通信（電話，手紙）
ポイント	●学童期の食習慣（偏食・過食など）は，その後（青年期〜成人期）のライフステージにも影響を及ぼしやすいため，望ましい食習慣の維持・改善のための支援を行う ●「食に関する指導に係る全体計画」*5に基づいて，関係者との連携のもとに進める ●PDCAサイクルに基づいて，企画から評価までのマネジメントを行う ●教科と連携して行う食に関する指導では，学習指導要領や，学年の特性（理解度）に基づいて，担任との連携のもとに進める ●家庭と連携して進める ●個別の栄養相談では，家庭の事情や養育者の気持ちに寄り添う支援を行う ●食物アレルギーなどの疾患，障がいがある児童への指導は，学級担任，養護教諭，児の主治医など，複数の職種と連携して行う		*5 学校全体で食育を組織的・計画的に推進するために，それぞれの学校で作成されている計画のこと．詳細は，「食に関する指導の手引」（文部科学省）を参照．

6

ライフステージ別の栄養教育の特徴

❷ 食に関する指導の目標

知識・技能	食事の重要性や栄養バランス，食文化等についての理解を図り，健康で健全な食生活に関する知識や技能を身に付けるようにする
思考力・判断力・表現力等	食生活や食の選択について，正しい知識・情報に基づき，自ら管理したり判断したりできる能力を養う
学びに向かう力・人間性等	主体的に，自他の健康な食生活を実現しようとし，食や食文化，食料の生産等に関わる人々に対して感謝する心を育み，食事のマナーや食事を通した人間関係形成能力を養う

（文部科学省．食に関する指導の手引―第二次改訂版．平成31年，p.16より）

❸ 食育の6つの視点

①食事の重要性	食事の重要性，食事の喜び，楽しさを理解する
②心身の健康	心身の成長や健康の保持増進の上で望ましい栄養や食事のとり方を理解し，自ら管理していく能力を身に付ける
③食品を選択する能力	正しい知識/情報に基づいて，食品の品質及び安全性等について自ら判断できる能力を身に付ける
④感謝の心	食べ物を大事にし，食料の生産等に関わる人々へ感謝する心をもつ
⑤社会性	食事のマナーや食事を通した人間関係形成能力を身に付ける
⑥食文化	各地域の産物，食文化や食に関わる歴史等を理解し，尊重する心をもつ

（文部科学省．食に関する指導の手引―第二次改訂版．平成31年．p.16より）

6

ライフステージ別の栄養教育の特徴

Mini Lecture　具体的操作期と形式的操作期

発達心理学者のピアジェ（Piaget, J）は，子どもの思考は発達段階によって異なるとし，学習発達理論を提唱した．この理論によると，低学年から中学年あたりは「具体的操作期」と呼ばれており，具体的な事物を五感で感じ，体験することによって学習が進みやすい発達段階と考えられている．一方，高学年は「形式的操作期」と呼ばれ，一つのつながりのなかで物事を理解し，考えられる能力が発達する段階ととらえられている．この理論をふまえると，低学年の子どもは，目に見えない栄養素や将来病気になる話を理解するのが難しいことが予想される．発達段階に沿った栄養教育を計画することが必要である．

❹ 食育の6つの視点をどの学年で教えるか

学年		①食事の重要性	②心身の健康	③食品を選択する能力	④感謝の心	⑤社会性	⑥食文化
小学校	低学年	●食べ物に興味・関心をもち，楽しく食事ができる	●好き嫌いをせずに食べることの大切さを考えることができる ●正しい手洗いや，良い姿勢でよく噛んで食べることができる	●衛生面に気を付けて食事の準備や後片付けができる ●いろいろな食べ物や料理の名前が分かる	●動物や植物を食べて生きていることが分かる ●食事のあいさつの大切さが分かる	●正しいはしの使い方や食器の並べ方が分かる ●協力して食事の準備や後片付けができる	●自分の住んでいる身近な土地でとれた食べ物や，季節や行事にちなんだ料理があることが分かる
	中学年	●日常の食事に興味・関心をもち，楽しく食事をすることが心身の健康に大切なことが分かる	●健康に過ごすことを意識して，様々な食べ物を好き嫌いせずに3食規則正しく食べようとすることができる	●食品の安全・衛生の大切さが分かる ●衛生的に食事の準備や後片付けができる	●食事が多くの人々の苦労や努力に支えられていることや自然の恩恵の上に成り立っていることが理解できる ●資源の有効利用について考える	●協力したりマナーを考えたりすることが相手を思いやり楽しい食事につながることを理解し，実践することができる	●日常の食事が地域の農林水産物と関連していることが理解できる ●地域の伝統や気候風土と深く結び付き，先人によって培われてきた多様な食文化があることが分かる
	高学年	●日常の食事に興味・関心をもち，朝食を含め3食規則正しく食事をとることの大切さが分かる	●栄養のバランスのとれた食事の大切さが理解できる ●食品をバランスよく組み合わせて簡単な献立をたてることができる	●食品の安全に関心をもち，衛生面に気を付けて，簡単な調理をすることができる ●体に必要な栄養素の種類と働きが分かる	●食事に関わる多くの人々や自然の恵みに感謝し，残さず食べようとすることができる ●残さず食べたり，無駄なく調理したりしようとすることができる	●マナーを考え，会話を楽しみながら気持ちよく会食をすることができる	●食料の生産，流通，消費について理解できる ●日本の伝統的な食文化や食に関わる歴史等に興味・関心をもつことができる
中学校		●日常の食事に興味・関心をもち，食環境と自分の食生活との関わりを理解できる	●自らの健康を保持増進しようとし，自ら献立をたて調理することができる ●自分の食生活を見つめ直し，望ましい食事の仕方や食習慣を理解できる	●食品に含まれている栄養素や働きが分かり，品質を見分け，適切な選択ができる	●生産者や自然の恵みに感謝し，食品を無駄なく使って調理することができる ●環境や資源に配慮した食生活を実践しようとすることができる	●食事を通してより良い人間関係を構築できるよう工夫することができる	●諸外国や日本の風土，食文化を理解し，自分の食生活は他の地域や諸外国とも深く結び付いていることが分かる

（文部科学省．食に関する指導の手引―第二次改訂版．平成31年．pp.21-22より）

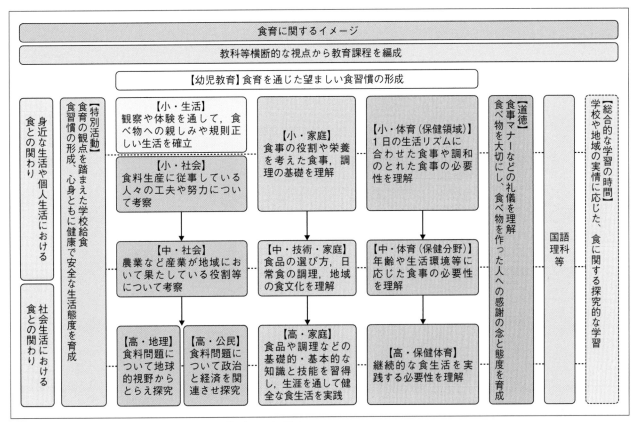

❺ 幼稚園～高等学校における食育の内容と教科のつながり
（文部科学省．食に関する指導の手引―第二次改訂版．平成31年．p.13より）

❻ 肥満の児童や保護者への個別指導の留意点

● 子どもは成長期にある（身長の伸びがある）
● 体重減少のために摂取エネルギーを極端に制限しない
　　軽度肥満では生活習慣を見直すことを中心に指導する
● 3原則
　　①成長・発達をさまたげないこと
　　②家庭の協力を重視すること
　　③指導内容がわかりやすいこと
● 食事療法は，「日本人の食事摂取基準」を参照する

（日本肥満学会編．小児の肥満症マニュアル．医歯薬出版；2004より）

栄養・生活習慣のアセスメント
（太りやすい生活習慣は何か）
（過剰・不足は何か）

↓

生活習慣改善を目的とした基本の約束
（簡単で長期間守れるもの）
栄養アセスメント結果に基づく，買い物・食事づくり
における注意

↓

自己管理チェックリストや体重のセルフモニタリング
による振り返り（認知行動療法）

❼ 個別の支援の基本的な流れ

Mini Lecture　Child to Child

　'Child to Child' は，ロンドン大学教育研究所にある国際的な児童権利機関の名称である．この概念は，この機関の創立者であるディビッド・モーリー博士（Dr. David Morley, 小児衛生研究所）とヒュー・ホーズ博士（Dr. Hugh Hawes, 教育研究所）が，1979年の国際児童年を記念して提唱した，「子どもたちが自身の生活のなかで有意義な役割を果たし，自身とコミュニティの健康，教育，福祉を促進できるようにする実践的なアプローチ」とされている．'Child to Child' のアプローチは，ユニセフなどの国連機関が途上国において用いており，衛生や健康の

教育を受けた子どもが年下の子どもや家族，近隣へと伝えることで，コミュニティ全体への波及効果が期待されている．また，子どもが喜んで行えるような，ゲームや歌などを取り入れた教材も開発されている．

　栄養教育においても，食育を受けた子どもが，自分より年齢の低い子どもにその内容を伝える（例：隣接する幼稚園に小学生が教えに行く，上級生が下級生に教える）ことにより，学校全体や家庭，地域へと教育内容を波及させることができる．

6

ライフステージ別の栄養教育の特徴

※中学校における食に関する指導については，学童期に記載した（p.80〜81）

思春期とは 青年期とは		第二次性徴の始まりから成長の終わりまでをさす[*1]
		思春期を含む「子どもから大人までの移行期」をさすことが多い[*2]
心身の特徴	ライフイベント	中学・高校・大学の受験・入学・卒業，クラブ活動（発表会や大会への参加），塾通い，アルバイト，下宿，寮生活，成人式，就職，自動車免許取得
	栄養課題 健康課題	※いずれも個人差が大きいことに注意する ●成長スパート（発育急進期）に入るため多くのエネルギーや栄養素を必要とする ●生活リズムの乱れ（夜型化・平日と週末の差が大きい）による，朝食欠食，間食・夜食の増加 ●菓子やソフトドリンク摂取，中食や外食の増加 ●ゲームやSNSなどの時間が増え，不活発な生活になりやすい（身体活動量低下，運動不足） ●エネルギー摂取過剰による肥満・（小児）メタボリックシンドローム ●やせ，不適切なダイエット，摂食障害（神経性食欲不振症，神経性過食症）（女子に多い） ●十分なエネルギーや栄養素が確保されない状態でのスポーツ活動 ●カルシウム摂取不足（学校給食がない日や中学卒業後は牛乳の摂取量が少なくなりやすい） ●便秘，食物繊維（特に野菜）不足 ●不適切な飲酒（成人以降，アルコール中毒など），喫煙，薬物 ●中学卒業後は，食育を受ける機会が減りやすい
	ライフスタイル （食生活の特徴）	※以下は一般的な記載であり，個人差が大きいことに注意する ●平日は学校中心の生活を送る ●クラブ活動や塾，習い事などで，帰宅時間が遅くなりやすい ●生活活動の範囲が広がり，家族よりも友人と過ごす時間が増える ●経済的に自立していく（就職・アルバイトなど） ●食が自立していく（食べたいものを自分で購入する・調理する・家族以外の人〈友人など〉との食事が増える） ●スポーツ活動により，多くのエネルギーや栄養素を必要とする ●受験や就職，人間関係などのストレスが食べ方や健康状態に影響する ●アイデンティティ確立の時期で，内省的になり悩みや不安やイライラ，反抗的な様子がみられる
アセスメント （何を目的として行うのか）		○背景 住まい（自宅・寮・下宿） 家庭環境（家族形態，保護者の就業状況・勤務形態，調理担当者） 通学に要する時間，スポーツや習い事，放課後や休日の過ごし方 ○健康・栄養 食事や栄養摂取量は発育や身体活動量に見合ったものか 身体活動量は十分か，生活リズムの規則性（睡眠-覚醒リズム，朝食摂取，夜食，排便），肥満ややせ（成長曲線），不定愁訴，これまでにどのような食育を受けており，知識やスキルがどの程度身についているか ○健康・栄養に影響を及ぼす食行動 欠食，間食，夜食，偏食（ダイエットのために特定の食品を除いたり，同じものを食べ続ける場合を含む），過食，菓子や飲み物の購入や摂取，サプリメントの摂取 ○問題となる食行動改善への準備性，価値観，興味，関心度，知識・スキル ○食環境 健康的な食べ物を入手しているか 誤った情報にアクセスしていないか，など ○ソーシャルサポート 友人・知人（SNSなどネットでのつながりを含む），学校やクラブの先輩，年上のきょうだい，近隣に住む親戚（おじ・おば・いとこなど），学級担任，スポーツクラブ指導者，塾講師，保護者，祖父母，専門職（栄養教諭，養護教諭）

[*1] 日本産婦人科医会では思春期を次のように定義している．「子どもが大人へと成長するための移行期間を指し，8歳頃から17, 18歳頃までの時期に相当する」．（「学校医と養護教諭のための思春期婦人科相談マニュアル」より）

[*2] 青年期（adolescence）：個人差・性差が大きいため，明確な年齢区分を示すのは難しいが，「青」は未熟という意味を含んでおり，子どもから，身体的にも精神的にも自立する大人までの過渡期を示すことが多い．性的成熟に伴う身体的変化や自我意識の高まりがみられる時期でもある．本書では，中学生〜20歳代前半を思春期・青年期としている．

【豆知識】
児童・生徒・学生の呼び方について：
学校教育法では，初等教育を受けている者（小学生）を「児童」，中等教育を受けている者（中学生，高校生）を「生徒」，高等教育を受けている者（短大生，大学生，大学院生，高等専門学校生）を「学生」，専門学校生を「生徒」と呼んで区別している．しかし，児童福祉法では満18歳に満たない者を「児童」としており，法律により異なる．さらに「学生証」「学割」は大学生以外にも当てはまるので，日常生活ではそれほど厳密な区別はないといえる．

（次ページにつづく）

6
ライフステージ別の栄養教育の特徴

主な栄養教育の場，栄養教育実施者（高校生以降）　中学生は学童期の記載を参照すること

スポーツの場（学校，スポーツクラブ），公認スポーツ栄養士[*3]，管理栄養士（学校・行政・教育委員会などの所属），地域活動栄養士

誰と連携するか→①スポーツのチームの場合：監督，コーチ，トレーナー，医・科学の各専門分野のスタッフ（スポーツドクター，運動生理学，バイオメカニクス，スポーツ心理学など），寮やカフェテリアの調理スタッフ，選手の家族
②学校の場合：監督，顧問，マネジャーなどの部のスタッフ，養護教諭，部員の家族，学校外の支援者（地域の商店，弁当販売店など）

テーマの例：体づくりのための食事，水分摂取や補食のタイミング，など

学習形態と教材	学習形態		教材（略号の説明はp.71参照）
	集団（チーム全体）	●チーム全体や選手の家族，独身選手への栄養講習会 ●クラブハウスの食堂や選手寮が提供する食事メニューへのアドバイス ●食堂における掲示や卓上メモによる啓発，声かけ ●遠征時の宿泊先（ホテルなど）が提供する食事メニューのチェックや食べ方のアドバイス ●チームミーティング時に，食事の話をする	㊉（パワーポイント，動画） ㊉（調理など） ㊉（卓上メモ，栄養成分表示，フードモデル，料理カード，料理写真） ㊉（パンフレット，献立表）
	個別	●検査データや身体組成などに基づく，選手への個別指導（個別に栄養アセスメントを行い，課題を抽出し，実施可能な数値目標と行動目標を設定．実施のモニタリングと評価を行う） ●家庭で生活している選手の場合，必要に応じて調理担当者にも面談を行う ●面談ができない場合，食事写真をソーシャルメディアなどで送信してもらい，コメントを返す ※スムーズな連携のために，指導内容を必ず記録し，チーム（上記の誰と連携するか）間で共有する	㊉（パンフレット，セルフモニタリング用紙，メニューやレシピ，食事チェック表） ㊉（フードモデル，食品のパッケージや外食栄養成分表示，料理カード） 通信（メール，ソーシャルメディアなど）
ポイント	●①日々の疲労回復（エネルギー摂取），②スタミナづくり，③各スポーツに合った適切な体格の獲得，④シーズン・オフシーズンにおける適切な身体組成（特に除脂肪体重）の獲得，などを目的とした栄養サポートを行う ●自己管理能力を身につけるために，日々提供される食堂や寮の食事を教材として，繰り返し指導する．また遠征時や外食時の食べ方についてもアドバイスする ●関係者とのスムーズな連携のもとに進める ●PDCAサイクルに基づいて，計画から評価までのマネジメントを行う ●家庭や寮の調理担当者と連携して進める ●疾患や障害がある選手への栄養相談は，選手の主治医の指示のもと，複数職種と連携して行う		[*3]公認スポーツ栄養士は日本栄養士会と日本スポーツ協会の共同認定資格．管理栄養士であることや年齢などの条件をクリアし，養成講習会を受講することによって得られる．スポーツを行う個人・団体に対し，栄養や食事の管理ができるよう栄養教育を行ったり食環境を整備したりする．団体であれば，監督や医・科学の各専門分野のスタッフなどと連携し，スポーツ栄養の専門家として役割を果たす．

6　ライフステージ別の栄養教育の特徴

Mini Lecture　思春期・青年期の栄養教育を進めるうえで知っておきたいこと

ピア・エデュケーション（peer education）

　身近で信頼できる仲間同士で，堅苦しくない雰囲気の中で，正しい情報（知識）やスキル，健康に良い行動や価値観を教え合ったり共有し合ったりする教育（支援）方法のことである（peerは「仲間」という意味）．一般に，親や教師よりも友人の言うことを聴きやすいといわれる，思春期・青年期において有効な教育方法とされている．また，社会・経済的背景や経験を共有し共感し合える仲間（職場の同僚，患者会のメンバーなど）からの支援もピア・エデュケーションである．peerには「同等・対等」の意味もある．「上から目線」ではなく，同じ目の高さで支援することが大切である．

ナッジ（nudge）

　「ひじで軽く突く」という意味である．無理やりでなく，人々が自発的に望ましい行動を選択する「仕掛け」のことであり，もともと，経済分野（マーケティング戦略）とし

て用いられてきた．近年では，政府や自治体がナッジを活用して，公共の利益になる行動を住民に選択させる動きもあり，栄養教育（食行動の変容）にも応用可能な手法である．（例：大学生の野菜摂取量を増やすために，学生食堂のラインの一番手前にサラダバーを置く）．

情報メディアの活用

　ほかの世代に比べ10～20歳代はインターネット利用時間のうちSNS（ソーシャル・ネットワーキング・サービス）などのソーシャルメディアに費やす時間が圧倒的に長く，テレビ視聴時間を上回っている（2016年総務省）．また，10～20歳代の6～7割が，「SNSが暮らしに欠かせない」と回答している（2017年博報堂DYメディアパートナーズ調査）．若者にとって，SNSは行動に影響を与える大きな存在となっている．栄養教育においても正しい栄養・食情報の発信手段としての活用が期待できる．

特別支援学校における栄養教育

特別支援学校の教育目的	「幼稚園，小学校，中学校又は高等学校に準ずる教育を施すとともに，障害による学習上又は生活上の困難を克服し自立を図るために必要な知識技能を授けること（学校教育法）」である．この目的を達成するために，「自立活動」がある（❶）．	「障害」と「障がい」の使い分け：法令などでは「障害」「障害者」と表記されるが，「害」の文字のイメージが悪いとの考えから「障がい」「障がい者」とすべきとの議論もある（内閣府）．本書では，機能に関する表現や政府資料などの引用では「障害」を用い，人物を表す場合には「障がい」（例：「障がい者」）を用いている．栄養教育では，障害のある当事者（児童生徒や家族）の望む呼称を用いたいが，当事者間でも呼称には議論がある．そのため，所属する組織（学校や施設）の方針に従った表記でプリントや教材を作成することが望ましい．
6つの自立活動と指導のポイント	①健康の保持（生活のリズムや生活習慣の形成，健康状態の維持・改善など） 　→睡眠・食事・排泄のリズムを家庭と連携して整える 　→食生活と健康について学習する ②心理的な安定（困難を改善・克服する意欲など） 　→食について主体的に学べるよう教材や指導方法を工夫する ③人間関係の形成（集団への参加など） 　→給食時間に教師から友人へと対人関係を広げる ④環境の把握（感覚の補助や代行手段の活用など） 　→認知されやすい教材づくりをする ⑤身体の動き（日常生活に必要な基本動作など） 　→給食時間に正しい姿勢や箸の持ち方などを習得 ⑥コミュニケーション（言語の形成と表出など） 　→給食時間に意思や要求を伝えることができるよう指導する	
誰と連携するか	学級担任，養護教諭，医療スタッフ（看護師など），特別支援教育コーディネーター，寄宿舎指導員，保護者，主治医，学外の専門家（言語聴覚士，臨床心理士，作業療法士，理学療法士，視能訓練士，健康運動指導士など）	
何をアセスメントするか	「学童期」（p.78），「青年期・思春期」（p.82）のアセスメントに加え，学部や学年，学級ごとに，あるいは個別にアセスメントを行い，栄養教育プログラムの目標や評価指標を設定する 《アセスメント項目例》 ○障害や病気の状態・程度　○学習上の配慮事項　○対人関係（マナー）の状況 ○服薬の状況　○食べることに関する発達や経験の程度　○長所や得意分野 ○障害の特性　○本人の願い，本人の嗜好　○コミュニケーションの状態 ○知的発達や身体発育，身体機能の状態　○生活環境や生活習慣，生活リズム　○家庭や地域の環境　○希望する進路　など	

指導の例（障害の種類の特徴・状態についてはp.85 ❷を参照）

自立活動	障害の種類	困難さ	対応（教材，指導の工夫）
①健康の保持 ②心理的安定 ⑥コミュニケーション	聴覚	話し言葉や給食放送などが聞こえない	視覚教材：給食を一緒に食べながら，食材や料理名を，食物の絵カードや写真と照らし合わせながら教える 「甘い」「苦い」「酸っぱい」「辛い」「熱い」「冷たい」「好き嫌い」「好物」などの生活に必要な表現も，絵カードを使って給食時間中に教える
①健康の保持 ②心理的安定	病弱	食体験が少ない	体験：栽培体験や調理実習などが有効だが，心身の負担に配慮する必要がある．主治医や家庭，学級担任などと連絡を密にとり，取り扱うことができる食材や食事量，服薬の状況や食事との関連，アレルギーの有無などを把握したうえで，綿密な計画を立てる．間接体験や疑似体験を用いることもある
①健康の保持 ②心理的安定	肢体不自由	咀嚼や嚥下がしにくい	児童生徒に合った食形態となるよう工夫をした給食を，自助食器を使って自分で食べることで，食べる機能・意欲が高まる
①健康の保持 ⑥コミュニケーション	視覚	食体験が少ない	感覚の活用：言葉：給食で児童生徒が食べているその食材について，何という食物でどのような特徴があるのかを言葉で説明する 多様な感覚：触覚（手触り），嗅覚（匂い），聴覚（野菜を噛む音など）を意識させることも理解の助けになる 保有する視覚：弱視など視覚が保有されている場合は，大きく書いた文字や写真などを活用し，観察や体験を取り入れながら教える
③人間関係の形成 ④環境の把握 ⑤身体の動き	視覚	マナーを教えにくい	全盲：一緒に直接食器に手を当てて，言葉がけをしながら食器や料理の位置を知らせたり，食事マナーの実際の動作を手を添えて学ばせたりする．献立や指導資料は点字や音声教材で作成する 弱視：黒いしゃもじや食器，濃い色のついた皿（明確なコントラスト）や，こぼれにくい深皿などを使用しながら，マナー良く食べることを教える
③人間関係の形成 ⑤身体の動き	聴覚	音を立てて食べていることに気づきにくい	視覚教材：約束やマナーなどを絵や画像，手話，指文字など，視覚的にわかりやすい教材や方法で教える 口を閉じて食べる動作をして見せて，真似をするように伝える．

知的障害のある児童生徒への指導と3つの留意点

自立活動	困難さ	留意点	指導内容・言葉がけ	改善例
③人間関係の形成 ④環境の把握 ⑤身体の動き	食育で得た知識やマナーが，断片的に理解されるにとどまり，生活の場で応用されにくい	❶視覚的に伝える ポイント：図，写真，絵カード，実物などの視覚教材を使う	言って伝える 「食事中は座りましょう」	➡見せて伝える ➡座って食事をしている絵を見せて，伝えたい内容をイメージさせる
		❷具体的に伝える 「ちゃんと」「しっかり」「きちんと」は伝わりにくい	「トレイをちゃんとしまって」 「しっかり食べてみよう」 「きちんとして」	➡「トレイはこの棚においてね」 ➡「この魚をもう一口食べてみよう」 ➡「机から足をおろそうね」
		❸肯定的に伝える 自己効力感を高める	否定的な指示 「早く食べてはダメ」 「食事中は大声を出さないで」	➡肯定的な指示 ➡「あと5回噛んでから飲み込みましょう」 ➡「お友達が食べ終わるまでの間，静かにしていましょう」

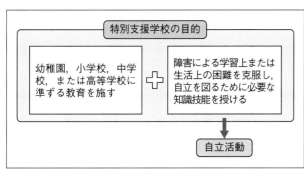

❶ 特別支援学校の目的
（学校教育法第72条より）

> **Mini Lecture　小・中学校における特別支援学級**
>
> 　小・中学校に障害の種別ごとに置かれる少人数の学級（上限は8人）のことであり，知的障害，肢体不自由，病弱・身体虚弱，弱視，難聴，言語障害，自閉症・情緒障害の学級がある．2018（平成30）年の在籍数は約26万人で，そのうち約48％が自閉症・情緒障害，約47％が知的障害であると報告されている．

❷ 障害の分類（文部科学省）

障害*¹	特徴・状態
視覚障害	視力や視野などの視機能が十分でないために，まったく見えなかったり，見えにくかったりする状態
聴覚障害	身の回りの音や話し言葉が聞こえにくかったり，ほとんど聞こえなかったりする状態
知的障害	記憶，推理，判断などの知的機能の発達に有意な遅れがみられ，社会生活などへの適応が難しい状態．特別支援学校在籍者のなかで一番多い
肢体不自由	身体の動きに関する器官が，病気やけがで損なわれ，歩行や筆記などの日常生活動作が困難な状態．特別支援学校在籍者のなかで2番目に多い
病弱・身体虚弱	病弱とは，慢性疾患等のため継続して医療や生活規制を必要とする状態．身体虚弱とは，病気にかかりやすいため継続して生活規制を必要とする状態
言語障害	発音が不明瞭であったり，話し言葉のリズムがスムーズでなかったりするため，話し言葉によるコミュニケーションが円滑に進まない状況であること．また，そのため本人が引け目を感じるなど社会生活上不都合な状態であること
情緒障害	情緒の現れ方が偏っていたり，その現れ方が激しかったりする状態を，自分の意志ではコントロールできないことが継続し，学校生活や社会生活に支障となる状態
LD*²，ADHD*³	LD（学習障害）とは，知的発達の遅れはみられないが，特定の能力に著しい困難を示すものである．ADHD（注意欠陥多動性障害）とは，発達段階に不釣り合いな注意力や衝動性，多動性を特徴とする行動の障害をいう 両者ともに脳などの中枢神経系に何らかの機能障害があると推定され，発達障害に分類される
自閉症	3歳くらいまでに現れ，①他人との社会的関係の形成の困難さ，②言葉の発達の遅れ，③興味や関心が狭く特定のものにこだわることを特徴とする行動の障害であり，中枢神経系に何らかの要因による機能不全があると推定されている
アスペルガー症候群	知的発達の遅れを伴わず，かつ，自閉症の特徴のうち言葉の発達の遅れを伴わないもの

＊1：1人の児童生徒に，複数の障害がみられる重複障害，障害の程度が重い重度障害，もしくはその両方がみられることがある．
＊2：LD（learning disability）
＊3：ADHD（attention-deficit/hyperactivity disorder）

6 成人期の栄養教育の展開

成人期とは		思春期・青年期の成長・発達が終了し，身体的にも精神的にも成熟し，経済的に自立して生活の基盤をもち，活発な社会活動を送る時期．おおむね20歳～64歳頃をいう
心身の特徴	ライフイベント	高等教育機関卒業，就職，経済的自立，転勤，転居，単身赴任，転職，退職，起業，結婚，出産，子育て，子の自立，親の介護，自分や家族の病気，ボランティア，社会的役割を担う（自治会活動など）
	栄養課題健康課題	《20～39歳》 朝食欠食，偏った食生活（野菜不足，カルシウム・鉄の不足．食塩の過剰摂取），女性の貧血ややせ，男性の過体重・肥満，夜遅いライフスタイル，適正量を超えた飲酒，喫煙，運動不足，睡眠不足 《40～64歳》 肥満（男性に多い），やせ（女性に多い），偏った食生活（野菜不足，カルシウム・鉄の不足．食塩の過剰摂取），適正量を超えた飲酒，喫煙，メタボリックシンドローム[*1]，生活習慣病（糖尿病・高血圧・脂質異常症など），疾患（がん，心臓病など），過労，ストレス，基礎代謝の低下，視力の低下，睡眠不足・睡眠の質的低下，更年期症状の出現[*2]
	ライフスタイル（食生活の特徴）	《20～39歳》 ●就労による過労やストレス，仕事と家事・育児の両立などで時間的，精神的余裕がなく，また健康診断結果も異常値を示さないことが多いため，食事や健康への関心が低くなりやすい ●朝食欠食，簡単な食事，中食や外食の利用などが増えやすい 《40～64歳》 ●特定健診[*3]を毎年受け，自分の体や健康への関心が高まる ●サプリメントや健康食品の利用が増える ●社会的責任や役割が増えて多忙になると，外食や中食に頼りがちになる（エネルギー，脂質，食塩が過剰になりやすい） ●過食・運動不足・基礎代謝低下などから，いわゆる中年太りといわれる体形へ変化することが多い ●長距離通勤や長時間労働などのため夕食時間が遅くなりやすい
アセスメント（何を目的として行うのか）		○背景 家族形態，家事・育児・介護の状況や分担，就業有無，就業形態（夜勤・交替制勤務），通勤時間・通勤方法，車の所有 ○健康・栄養 体重，腹囲，体脂肪率，20歳からの体重増加量，血圧，健康診断結果 食事摂取状況（いつ，何を，どのくらい食べているか），健康食品摂取状況，嗜好品（コーヒー，酒など）摂取状況，運動習慣・身体活動量，健康診断を受けているか，誤った食情報を過信していないか（例：健康なのに糖質制限を行っているなど） ○健康・栄養に影響を及ぼす食行動 欠食，間食，外食，中食，夜遅い食事，過飲酒，サプリメントや健康食品の誤った使用，食にまつわる趣味的行動（お菓子づくり，食べ歩き，旅行，料理教室参加，ネットや通販での食品購入など） ○問題となる食行動改善への準備性，価値観，興味，関心度，知識・スキル ○食環境 健康的な食物を入手しているか 信頼できる栄養や食の情報を入手しているか ○ソーシャルサポート 夫やパートナー，友人，職場の同僚・上司，近所の住民，親（同居または郷里），近隣に住む親類，専門職（保健センター，子育てセンター，介護支援センター，健診会社の職員），かかりつけ医や医療スタッフ

*1 **メタボリックシンドローム（内臓脂肪症候群）**：内臓脂肪の蓄積に加え，「脂質異常」「高血糖」「高血圧」のうち2つ以上がある状態をいう．動脈硬化を促進させ，心筋梗塞や脳梗塞を引き起こす危険性が高まる．

*2 **更年期**：閉経（1年間月経がない状態）の平均年齢は50.5歳で，その前後約10年の期間をさす．卵巣からの女性ホルモンの分泌低下に伴い，さまざまな身体的，精神的症状が現れる場合がある．

*3 **特定健康診査（特定健診）**：日本人の死亡原因の約6割を占める生活習慣病の予防のために，40～74歳までの人を対象に毎年行う，メタボリックシンドロームに着目した健診のこと．
また，特定健診の結果から，生活習慣病の発症リスクが高く，生活習慣の改善により，その予防効果が多く期待できる人に対して，専門スタッフ（保健師，管理栄養士など）が行う生活習慣を見直すサポート（支援）のことを特定保健指導という．

【キーワード】
ワーク・ライフ・バランス（work-life balance）：
「仕事と生活の調和」のこと．ワーク・ライフ・バランスの実現によって，"国民一人ひとりがやりがいや充実感を感じながら働き，仕事上の責任を果たすとともに，家庭や地域生活などにおいても，子育て期，中高年期といった人生の各段階に応じて多様な生き方が選択・実現できる社会（内閣府）"になることが期待されている．

（次ページにつづく）

6 ライフステージ別の栄養教育の特徴

主な栄養教育の場，栄養教育実施者

①会社，グループ企業の健康保険組合の管理栄養士

誰と連携するか→健康保険組合の医師（産業医），保健師，運動指導者（健康運動指導士，健康運動実践指導者）
会社の健診担当部門の責任者・担当者

テーマの例：健康チャレンジ活動2021〜（会社・グループ企業あげての健康づくり活動）

（内容説明）社員がWebページからエントリーする．運動（歩数）・体重・血圧・生活リズム（睡眠時間）・飲酒から1項目を選択し，毎日数値を記録する．また行動目標を1つ決め，これも毎日守れたかどうかを○×で記録する（記録はWEBページ入力，記録用紙のどちらでもよい）．50日以上達成者には商品券がプレゼントされる

学習形態と教材	学習形態		教材（略号の説明はp.71参照）
	集団	オリエンテーションと講義（本社では講義，支社には映像を配信）	Ⓥ（講義の映像をPCモニタまたは会議室のスクリーンに映写する）Ⓟ（パンフレット，申込用紙，記録用紙〈配布またはダウンロード〉）
	個別	栄養相談	通信（電話，メール）

ポイント	●健診結果や自分の体調を考えて，項目を選択するよう促す ●顔が見えない栄養教育プログラムのため，10日達成ごとに「○日達成！」のスタンプが表示されるなど，途中で励ましが入る工夫をする ●仲間づくりを意識したプログラムとする（一緒に歩く人，目標を共有する人を探す） ●キーパーソンとなる管理職へプログラムへの参加を促す ●メールや電話などでも栄養相談が受けられることを伝える ●カフェテリアの卓上メモや掲示，ヘルシーメニューの提供など，食環境を整えるための働きかけも行う

②病院やクリニック，病院やクリニックの管理栄養士

誰と連携するか→医療スタッフ（医師，看護師，薬剤師，臨床検査技師，理学療法士，健康運動指導士），調理師（試食がある場合）など

テーマの例：糖尿病教室

学習形態と教材	学習形態		教材
	集団	病院・クリニック主催の糖尿病教室（外来・入院患者対象）の食事療法（管理栄養士担当）の回に講義や試食などを行う テーマの例：「食事療法の基本」「食品交換表の使い方」「上手な外食（旅行や宴会を含む）のコツ」「間食や飲み物の摂りかた」「家でも簡単につくれる糖尿病食試食会」	Ⓥ（コンピュータ〈パワーポイント，動画など〉のプロジェクターやモニタへの映写，DVD）Ⓟ（パンフレット，リーフレット，糖尿病献立，食品交換表・カーボカウントなどの書籍見本）Ⓔ（試食，食品，フードモデル）※対象が小児の場合には，Ⓔ（紙芝居，人形劇，エプロンシアター，大型絵本の読み聞かせ）
	小集団	糖尿病教室の管理栄養士担当の回に，グループ（小集団）学習やグループカウンセリングを取り入れる	Ⓔ（グループ発表用の小さいホワイトボード）Ⓟ（パンフレット，セルフモニタリング用紙）
	個別	栄養指導（外来・入院時）	Ⓟ（パンフレット，リーフレット，体重などのセルフモニタリング用紙）Ⓔ（食品カード，フードモデル，食品やサプリメントの実物やパッケージ）通信（電話，メール）

ポイント	●糖尿病教室の各回で，医師，看護師，薬剤師，臨床検査技師，理学療法士，歯科衛生士などが，それぞれの専門領域の話を担当する．管理栄養士は，栄養・食の分野を担当する ●話だけでなく，試食や，実物食品を使った計量などの演習，電子レンジを使った簡単な実習などがあると，知識が定着しやすい

●MEMO●
グループカウンセリング：複数（1グループ4〜6人程度）の同じ目的（例：減量，糖尿病の食事療法を開始）で集まった相談者を対象とする．管理栄養士はファシリテーターとして，個の様子をみながら全体の進行を管理する．行動変容に成功した人の真似をする（モデリング），体験談を聞いて考え方を変える（認知再構成），話すことで不安が解消する（問題解決），ほめられてやる気が出る（強化のマネジメント）など，グループダイナミクスが生じて行動変容が促進されやすくなるというメリットがある一方で，グループになじめない，仲の良い者同士が集まりやすいというデメリットもある．

人を集めない栄養教育：①の事例のように，IT（information technology）が発達した現代では，1つの大きな会場に人を集めなくても，複数の会場に講義映像を同時配信したり，保存した映像に個人でアクセスして閲覧できる．また手紙やファクシミリは，SNSや電子メールに置き換わり，多くの対象者へ同時配信できるとともに，質問や相談に個別に対応することもできる．「人を集めない栄養教育」は勤労や子育てなどで多忙な対象者に向いている反面，送信間違いなどプライバシーにかかわるミスも生じやすいため，個人情報保護やセキュリティに十分に配慮する．

6 ライフステージ別の栄養教育の特徴

7　高齢期の栄養教育の展開

高齢期とは		高齢期は，人口集団のなかで，暦年齢が最も高い集団をさす 国や法律によって，高齢者の定義や年齢区分は一様ではないが，わが国をはじめ世界の多くの国では，65歳以上と定義されている[*1] 　　65歳以上：高齢者（介護保険法，公的年金受給資格） 　　65〜74歳：前期高齢者，75歳以上：後期高齢者（高齢者の医療の確保に関する法律）
心身の特徴	ライフイベント	退職，再就職，子の自立，孫の誕生，孫の世話，自分や配偶者・近縁者の病気や入院，配偶者の介護，配偶者・近縁者の死亡，ボランティア，社会的役割を担う（地域の委員など），運転免許証の返納[*2]
	栄養課題 健康課題 （前期高齢者）	夫婦2人や独居になると食事が単調になりやすい 肥満（過食・運動不足），睡眠の質の低下
	後期高齢者	単調な食事（野菜不足，たんぱく質，カルシウム・鉄の不足），菓子類・炭水化物・高塩食品の過剰摂取，調理や買物が困難，惣菜（中食）の利用，飲酒，肥満（男性に多い），やせ・低栄養，骨粗鬆症（女性に多い），生活習慣病（糖尿病・高血圧・脂質異常症など），疾患（がん，心疾患，脳血管疾患など），咀嚼・消化機能低下，歯の欠損，味覚・嗅覚などの低下，視力低下，整形外科疾患，運動機能低下（ロコモティブシンドローム[*3]），基礎代謝の低下，睡眠の質の低下，日常生活動作（ADL）低下，要介護・要支援，認知機能低下，認知症
	ライフスタイル （食生活の特徴） （前期高齢者）	●簡単な食事，中食や外食の利用などが増えやすい ●サプリメントや健康食品への関心と利用
	後期高齢者	●過栄養（肥満）と低栄養の2つの栄養問題が存在する ●食事がパターン化しやすい，食事への興味が希薄になりやすい ●味覚の感じ方が変わり，食べ物の好みも変化しやすい（塩辛いもの，甘いものを好む，油っこいものを好まなくなる，など），あっさりした料理を好みやすい（麺類，寿司，煮物，魚，糖質の多い菓子，菓子パン，果物など） ●買ってきたものや単品の料理になりやすい ●慢性疾患や手術により，食事療法や食事制限が必要な場合がある ●咀嚼や嚥下が困難な場合がある ●ADL低下や視力低下により買い物や料理が困難になる場合がある ●喉の渇きを感じにくくなり，脱水症になりやすい（夏期） ●服薬の種類が多くなり，食べ合わせに注意が必要な薬がある場合がある ●便秘しやすくなる，消化酵素の活性が低下する（消化不良，下痢） ●食欲が落ちやすく，栄養素の不足をもたらしやすい
アセスメント （何を目的として行うのか）		○背景 家族形態，就業の有無，ADL，家事や介護の負担，家族や親戚が近くに居住しているか，移動手段（公共交通機関利用・マイカー） ○健康・栄養 体重（減少していないか），体脂肪率，血圧，健康診断結果，歩数，食事摂取状況（いつ，何を，どのくらい食べているか），健康食品や嗜好品（コーヒー，酒など）の摂取状況，運動習慣・身体活動量，健康診断を受けているか，食事づくりや買い物への意欲 ○健康・栄養に影響を及ぼす食行動 欠食，間食，外食，中食，飲酒，サプリメントや健康食品の誤った使用，食にまつわる趣味的行動（畑や家庭菜園，釣り，食べ歩き，旅行，料理，ネットや通販での食品購入など），買い物（頻度），誤った食情報の過信や実行（例：低栄養なのにダイエットをしている，など） ○問題となる食行動改善への準備性，価値観，興味，関心度，知識・スキル ○食環境 健康的な食品，食事が入手できているか，買い物や調理において支障はないか 誤った情報や思い込みはないか（正しい情報にアクセスできているか） ○ソーシャルサポート 同居の家族，近隣の住民，友人，近隣に居住する近親者，専門職（保健センター，地域包括支援センター，介護保険事業所などのケアマネジャー，病院や高齢者福祉施設などのソーシャルワーカー），かかりつけ病院の医師，管理栄養士など

[*1] **日本老年学会からの提言**：高齢者の身体や活動状況には「10歳若返り現象」がみられることから，2017年に75歳以上を高齢者，65〜74歳を准高齢者と呼ぶことが提言された．

[*2] **ライフイベントの影響**：高齢期には社会的地位の変化（退職），身近な人の病気や死亡など，心理的影響が大きいイベントが多い．また，調理担当者の病気や死亡は，食生活にも大きな影響を与える．

[*3] **ロコモティブシンドローム**：筋肉や骨，関節，軟骨，椎間板といった運動器の障害のために自立度が低下し，介護が必要となる危険性の高い状態をいう．2007年に日本整形外科学会が提唱した．

大きな個人差：高齢期は，身体機能，生理機能などの個人差が拡大する．健康を維持して社会の第一線で活躍したり，ボランティアや趣味に打ち込んだり，海外旅行に出かけたりと，活発な社会・経済活動を営む人がいる一方で，病気の人，介護が必要な人もおり，個人差が大きい．

現代は超高齢社会：全人口のうち，65歳以上人口の比率が，7〜14%を高齢化社会，14〜20%を高齢社会，21%以上を超高齢社会という．2025年には約30%，2060年には約40%に達すると推計されている（内閣府）．

（次ページにつづく）

主な栄養教育の場，栄養教育実施者			
①居住地（市町村）の保健センター，保健センターの管理栄養士			

誰と連携するか→教室や健診スタッフ（保健師，歯科衛生士，健康運動指導士など）
ボランティアスタッフ（地域活動栄養士，食生活改善ボランティア）

テーマ	地域の公民館開催「いきいき百歳体操」[*4] などの集まり ●要支援・要介護になる原因の一つが転倒とそれによる骨折 ●複数回の教室のなかで，管理栄養士として栄養の回を担当	[*4]いきいき百歳体操は高知市が介護予防事業として考案し，全国各地に広がった．おもりを使う筋力運動をDVDを見ながら約30分行う．自宅に近い公民館に集まり，自治体などの講習を受けた住民がリーダーとなり，自主的に開催されている．運動後にお茶を飲み話がはずむなど，家にこもらずに人と話す機会にもなっており，心身への良い影響をもたらしている

テーマの例：低栄養を予防しよう，コツコツ骨づくりのこつ，夏の熱中症・脱水症対策，カンタンにつくれる常備菜　など			
学習形態と教材	学習形態		教材（略号の説明はp.71参照）
	集団	講義 料理実演または調理実習 試食	視（PC画面〈パワーポイント〉を教室のスクリーンに映写する） 印（パンフレット，料理献立） 展（食品，料理など）
	小集団	グループワーク	印（ワークシート，行動目標記入用紙） その他（名札，アイスブレイクのための道具）
	個別	栄養相談	通信（電話，おたより）
ポイント	全体	●高齢者の生活状況（通院など）に配慮した時間帯に開催する ●都市部では駅やバス停に近い施設，郊外では駐車場のある施設が良い	
	講義	●後ろの参加者にも見える大きさの字やイラストとする ●自分の声が全員に聞こえているか，確認する ●トイレや水分摂取のための休憩を適宜入れる ●参加者数や施設の設備，参加者の体力を考慮して，実演か調理実習かを決定する ●栄養素や食品レベルでなく，料理レベル（口に入るときの状態）で伝える ●試食後に感想を発表してもらうなど，家庭での実行につながりやすいようにする	
	グループワーク	●アイスブレイク（初対面同士の緊張を和らげる手法）を取り入れたり，名札を用意して互いに名前で呼び合うようにしたりなど，仲間づくりを意識した構成にする ●準備性の高い人に体験談を話してもらうなど，グループダイナミクスを意識したプログラムとする ●決めた行動目標を自宅に持ち帰るようにする	
	栄養相談	●慢性疾患がある人，相談を希望する人などに面談や電話で行う ●料理づくりや買い物などが困難な場合は，ソーシャルサポートを意識したアドバイスを行う ●得られた情報は，スタッフ間で共有する	

②病院やクリニック，病院やクリニックの管理栄養士			

誰と連携するか→医療スタッフ（医師，看護師，薬剤師，理学療法士，健康運動指導士，歯科衛生士，メディカルソーシャルワーカー〔MSW〕）

テーマの例：退院後の食事療法の継続			
学習形態と教材	学習形態		教材
	個別	《病室（病室訪問）》 ●病室を訪問し，病院食の摂取状況を確認する ●病院で出している食事（治療食）が，疾患の治療にどのように役立っているのかを説明する ●退院後に，基本的に病院給食を基本とする食事療法をどれくらい続けられそうか，調理担当者やサポートしてくれる人などに関するアセスメントを行う 《栄養指導室（退院時面接）》 ●家庭でも食事療法を継続できるように病院食の献立を渡したり，必要に応じて補助食品や治療食の宅配があることを紹介する． ●次回の栄養指導の日を案内するとともに，それまでにも困ったことがあれば，電話で相談するように伝える	印（パンフレット，リーフレット，献立表，食事記録用紙，ミニマグネットボード〈守ってほしいことを書いて冷蔵庫に貼ってもらう〉，次回の栄養指導予約表） 展（食品カード，フードモデル，食品や補助食品の実物やパッケージ） 通信（電話）
ポイント	●病院食（治療食）を教材として，食事の量や味の濃さ，料理の組合せ方などについて説明する ●スマートフォン使用者に食べる前の撮影を勧めると，退院後の食事や献立作成に役立つ ●本人または調理担当者の調理技術を考慮し，必要に応じて補助食品や治療食の宅配の利用法を紹介する ●指導の結果は，栄養指導の記録に残して提出するとともに，スタッフ間で共有できるようにする ●家庭の調理担当者の同席があると，退院後も食事療法が継続されやすい		

6

ライフステージ別の栄養教育の特徴

Mini Lecture 成人期や高齢期の栄養教育を進めるうえで知っておきたいこと

特定健康診査・特定保健指導制度

特定健康診査・特定保健指導制度は，2008（平成20）年厚生労働省が開始した内臓脂肪の蓄積に起因した生活習慣病に関する健康調査と保健指導を行う制度であり，公的医療保険の保険者に実施が義務づけられている．特定健診保健指導の対象は，40歳から74歳までとなる．

特定健診受診者全員に健診結果とともに，生活習慣に関する「情報提供」が行われ，さらに健診結果からリスクに応じた保健指導（動機づけ支援，積極的支援）が実施される．

保健指導対象者の選定は次のステップで行われる（**1**）．なお，本制度が開始された当初は，内臓脂肪肥満に焦点をあてていたが，非肥満のリスク保有者も早期発見・治療が必要であることから，本制度を実施するガイドライン「標準的な健診・保健指導プログラム（平成30年度版）」において，肥満・非肥満を問わず，必要な場合は確実な受診勧奨や保健指導の実施が推奨された．

1 保健指導対象者の選定

ステップ1	● 内臓脂肪蓄積のリスク判定 腹囲　男性85cm以上，女性90cm以上　→(1) 腹囲　(1)以外かつBMI≧25kg/m² 　→(2)
ステップ2	● 追加リスクの数の判定と特定保健指導の対象者の選定 ① 血圧高値 　収縮期血圧130mmHg以上または 　拡張期血圧85mmHg以上 ② 脂質異常 　中性脂肪150mg/dL以上または 　HDLコレステロール40mg/dL未満 ③ 血糖高値 　空腹時血糖（やむを得ない場合は随時血糖）100mg/dL以上または HbA1c（NGSP）5.6%以上 ④ 喫煙歴あり 　※①から③までのリスクが1つ以上の場合にのみカウント ⑤ ①②または③の治療に係る薬剤を服用している 　※⑤に該当する者は特定保健指導の対象にならない
ステップ3	● 保健指導レベルの分類 (1)の場合 ①〜④のリスクのうち，追加リスクが 　2以上の対象者は積極的支援レベル 　1の対象者は動機づけ支援レベル 　0の対象者は情報提供レベル (2)の場合 ①〜④のリスクのうち，追加リスクが 　3以上の対象者は積極的支援レベル 　1または2の対象者は動機づけ支援レベル 　0の対象者は情報提供レベル **動機づけ支援**：原則1回の支援を行い，3か月以上経過後に評価を行う **積極的支援**：3か月以上の継続的な支援を行う．また，当該3か月以上の継続的な支援後に評価を行う どちらも，6か月経過後の評価や，独自のフォローアップ等を行うことが可能
ステップ4	● 特定保健指導における例外的対応等 65歳以上75歳未満の者については，「積極的支援」の対象となった場合でも「動機づけ支援」とする 服薬中の者については，医療保険者による特定保健指導を義務とはしない

（厚生労働省．「標準的な健診・保健指導プログラム（平成30年度版）」をもとに作成）

公的医療保険の種類

日本では，国民皆保険制度が導入されていて，すべての人がなんらかの公的医療保険に加入している．この制度のもとでは，すべての人が医療保険料を支払うことになっているため，病気などで医療を受ける際の治療費は全額ではなく，定められた負担割合で支払えばよい．公的医療保険には，職業や勤務先等によっていくつかの種類がある．

	健康保険（健保）			国民健康保険（国保）	
保険者	健康保険組合（組合健保）	全国健康保険協会（協会けんぽ）	共済組合	市町村	国民健康保険組合
被保険者	主に，大企業の従業員，従業員の扶養家族が加入	主に中小企業の従業員，従業員の扶養家族が加入	公務員，教員等，その扶養家族が加入	個人事業主，未就業者など，他の健康保険に加入していない人すべて	特定業種の個人事業主とその従業員（医師国保，歯科医師国保等）
	退職後，健康保険加入者は，国民健康保険に加入				
	75歳以上で，後期高齢者医療制度に加入				

トータル・ヘルス・プロモーション・プラン（Total Health promotion Plan；THP）

1988（昭和63）年，厚生労働省（当時労働省）が始めた，働く人の「心とからだの健康づくり」をスローガンにした健康保持増進措置（計画）のことである．これは労働安全衛生法第69条に基づいている．また，労働安全衛生法第70条の2に基づき，このTHPの考え方や具体的な実施方法は，「事業場における労働者の健康保持増進のための指針」（THP指針）として公表されている．それによると，実施にあたっての①計画の立案，②体制の確立，③健康保持増進措置の内容などは，各事業場において検討することが求められ，③の具体例としては，健康測定や健康指導（運動指導，メンタルヘルスケア，栄養指導，口腔保健指導〈歯科保健指導〉，保健指導）などがある．

健康経営

従業員等の健康管理を経営的な視点で考え，戦略的に実践することである．経済産業省は，企業の健康経営に係る各種顕彰制度として，2014（平成26）年度から上場企業を対象とした「健康経営銘柄」の選定を行っており，また，2016（平成28）年度には大企業ならびに中小企業などの法人を対象とした「健康経営優良法人認定制度」を創設した．これらの顕彰は毎年行われている．

スマート・ライフ・プロジェクト（Smart Life Project；SLP）

2011（平成23）年2月に厚生労働省が始めた，「健康寿命をのばそう」がスローガンの国民運動である．2014（平成26）年度からは企業・団体などに参画を呼びかけ，もともとの食事，運動，禁煙の3つの柱に健診・検診を加えた4つの柱で，さらなる健康寿命の延伸を目指している．このプロジェクトに参加している企業・団体などのなかから，生活習慣病予防の啓発活動，健康寿命の延伸を目的とした取組を募集し，毎年優れた取組に対して表彰を行っている．

更年期の特徴をふまえた栄養教育

更年期には，ほてりや発汗，冷え，めまい，頭痛，動悸，息切れ，イライラ，不安感，不眠，抑うつ，肩こり，腰痛，疲労感などの更年期障害が起こることがある．不定愁訴や体調不良で気分がすぐれないなどのネガティブな面に目が行きがちであるが，第2の人生を元気でイキイキと過ごすためのターニングポイントでもある．

この時期の栄養教育では「〜はやめましょう」という禁止のメッセージよりも，「野菜をたくさん食べてお肌をきれいにしましょう」「バランスよく食べて体内から調子を整えましょう」「適度な運動と良質のたんぱく質で，しなやかな筋肉づくりを始めませんか？」など，健康な体づくりに向けた「してみませんか？」というポジティブなメッセージを伝えたい．

なお，不安定な精神状態がみられる場合は，医師や心理職スタッフ・保健師と情報を共有する．

低栄養予防のための栄養教育

咀嚼は人間の生命活動や脳の高次機能に深くかかわっている．入院中の高齢者では，経管栄養や点滴による栄養摂取切り替え後に認知症状が出現しやすいことが知られている．一方で，在宅で認知症状のある寝たきり高齢者の歯を治療し，介護者が経口摂食を積極的に行うと認知症状の軽減が認められることが報告されている（経口摂取開始には，医師による安全性の確認が必須である）．

高齢者の咀嚼機能維持のためには，咀嚼や嚥下のしやすさ，消化の良さを考慮しつつ，口から食べ続けることができるような支援が必要である．食品の選び方や調理法を紹介することに加えて，その人が「おいしい」と感じ，食べる喜びにつながるような配慮もしていく．

調理担当者への栄養教育

高齢期では，調理担当者も高齢であることが多い．料理をつくる意欲を高めるために，「おいしそう！」「食べてみたい」と思える見た目で，「短時間で簡単につくれて」「洗い物が少なく」「数日保存がきく」献立を提案したい．

また，単品に偏りがちなので，主食とおかずを組み合わせる，食欲がないときは少量でも食べやすいものを口に入れる，栄養補助食品の紹介，災害時の備え（ストックしておくと便利なもの）などについてわかりやすく伝える．伝えた内容を1枚にまとめたプリントを渡し，台所などに貼ってもらうと日々目にするので実行に移してもらいやすくなる．

介護保険における訪問栄養食事指導

管理栄養士による訪問栄養食事指導の一つに，介護保険における「居宅療養管理指導（要介護1〜5が対象）」「介護予防居宅療養管理指導（要支援1・2が対象）」がある．いずれも「栄養ケア計画」に基づき，医師の指示を受けて実施する．1回の指導に要する時間は30分以上と決められている．必要に応じて調理指導を行うこともある．

フレイル

高齢者の虚弱を「フレイル」と呼ぶことを日本老年医学会が提唱した．高齢期に生理的予備能（日常生活で必要な能力と，運動時などに必要となる能力の最大値の差）が低下することにより，ストレスに対する脆弱性が増し，機

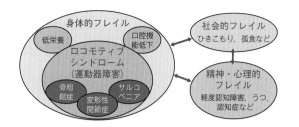

能障害，要介護状態，死亡などに陥りやすい状態をさす．

身体的フレイル，認知機能障害やうつといった精神・心理的フレイル，独居や経済的困窮などの社会的フレイルなどの要素を含む．

サルコペニア

ギリシア語で，「肉」を表すサルコと，「喪失」を意味するペニアを組み合わせた「筋肉の喪失」という造語．2010年に欧州ワーキンググループが，「サルコペニアとは，進行性かつ全身性の筋肉量と筋力の減少によって特徴づけられる症候群で，身体機能障害，QOLの低下，死のリスクを伴うものである」という定義を提案した．

日常生活動作 (activity of daily life；ADL)

ADLには，基本的日常生活動作 (basic ADL；BADL) と手段的日常生活動作 (Instrumental ADL；IADL) の2つがある．

BADL は「起居動作・移乗・移動・食事・更衣・排泄・入浴・整容」といった日常生活を送るために最低限必要な動作で，一般にADLはBADLをさす．一方，IADLは「掃除・料理・洗濯・買い物などの家事や交通機関の利用，電話対応などのコミュニケーション，スケジュール調整，服薬管理，金銭管理，趣味」などの複雑な動作である．

ADLの自立（できる/できない）が，高齢者や障がい者の身体能力や日常生活レベルの指標となる．ADLが低下すると，社会参加の機会が減少し，生きがいや役割を見出せず家に閉じこもりがちとなる．身体的・精神的機能が低下し，やがて介護が必要となったり，寝たきりになったりしやすくなる．

フードデザート（食の砂漠）問題・食料品アクセス問題

高齢化の進展や，大型スーパーマーケット進出による徒歩圏内の食料品店舗閉店などに伴い，日常的な食料品の買い物に不便や苦労を感じる住民が増加している状態をさす．食品摂取の多様性が失われる，低栄養リスクが高くなる，主観的健康感や活動能力指標が低くなる，などの栄養・健康問題につながりやすい．

（都市と農村では事情が異なっており，以下の報告書に詳しい．農林水産政策研究所「食料品アクセス問題の現状と課題」）

栄養ケア・ステーション

全国の管理栄養士，栄養士が地域住民（傷病者や要介護者を含む）への栄養支援を行う拠点として，2008年4月に各都道府県栄養士会が設置した．栄養管理（①栄養相談，②特定保健指導，③医療保険や介護保険にかかわる栄養食事指導の実施，④地域貢献活動）と食事管理（①献立調製，栄養価計算，②調理指導など）が行われている．

6章の参考文献，教材・関連情報

① 妊娠期（胎児期）の栄養教育の展開
・厚生労働省・健やか親子21推進協議会．健やか親子21（第2次）
　https://www.mhlw.go.jp/file/06-Seisakujouhou-11900000-Koyoukintoujidoukateikyoku/0000067539.pdf
・厚生労働省．妊娠前からはじめる妊産婦のための食生活指針
　https://www.mhlw.go.jp/content/000788598.pdf
・厚生労働省．これからママになるあなたへ　食べ物について知っておいてほしいこと
　https://www.mhlw.go.jp/topics/syokuchu/dl/ninpu.pdf　（表面）
　https://www.mhlw.go.jp/topics/syokuchu/dl/point.pdf　（裏面）
・厚生労働省．お魚について知っておいてほしいこと
　https://www.mhlw.go.jp/topics/bukyoku/iyaku/syoku-anzen/suigin/dl/100601-1.pdf
・厚生労働省．妊婦健診Q＆A
　https://www.mhlw.go.jp/bunya/kodomo/boshi-hoken13/dl/02.pdf
・厚生労働省．母子健康手帳について．
　https://www.mhlw.go.jp/stf/seisakunitsuite/bunya/kodomo/kodomo_kosodate/boshi-hoken/kenkou-04.html
・厚生労働科学研究費補助金（成育疾患克服等次世代育成基盤研究事業）「乳幼児身体発育調査の統計学的解析とその手法及び利活用に関する研究」．母子健康手帳の公布・活用の手引き．平成24年3月．
　https://www.niph.go.jp/soshiki/07shougai/hatsuiku/index.files/koufu.pdf

② 授乳期（乳児期）の栄養教育の展開
・授乳・離乳の支援ガイド（2019年改定版）
　https://www.mhlw.go.jp/content/11908000/000496257.pdf
・乳幼児身体発育評価マニュアル（令和3年3月改訂）
　https://www.niph.go.jp/soshiki/07shougai/hatsuiku/index.files/katsuyou_2021_3R.pdf
・国立成育医療研究センター．妊娠と薬情報センター
　https://www.ncchd.go.jp/kusuri/
　※妊娠・授乳中の服薬に関する情報
・文部科学省．幼児期の運動指針．平成24年3月
　http://www.mext.go.jp/a_menu/sports/undousisin/1319771.htm

③ 幼児期の栄養教育の展開
・農林水産省．食育ガイド（日本版，英語版）．
　http://www.maff.go.jp/j/syokuiku/guide/guide_201903.html
・厚生労働省．成長曲線を描いてみましょう
　https://www.mhlw.go.jp/shingi/2004/02/dl/s0219-3b.pdf
・厚生労働省．保育所保育指針解説．平成30年2月
　https://www.mhlw.go.jp/file/06-Seisakujouhou-11900000-Koyoukintoujidoukateikyoku/0000202211.pdf
・文部科学省．幼稚園教育要領．平成29年3月
　http://www.mext.go.jp/component/a_menu/education/micro_detail/__icsFiles/afieldfile/2018/04/24/1384661_3_2.pdf
・厚生労働省．平成22年乳幼児身体発育調査報告書（概要）
　https://www.mhlw.go.jp/stf/shingi/2r9852000001tmct-att/2r9852000001tmea.pdf
　※乳幼児の身体発育曲線が示されている

④ 学童期の栄養教育の展開
・文部科学省．食に関する指導の手引―第二次改訂版―．平成31年3月
　http://www.mext.go.jp/a_menu/sports/syokuiku/1292952.htm
・「Child to Child（機関）に関する情報」
　http://www.childtochild.org.uk/about/
・「年上の子どもが小学校入学前の子どもたちに教育する様子（映像）」
　UNICEF to expand Child-to-Child education programme（YouTube）
　https://www.youtube.com/watch?v=4hx72fDAE2s

⑤ 思春期・青年期の栄養教育の展開
・文部科学省．食に関する指導の手引―第二次改訂版―（第3章）．平成31年3月
　http://www.mext.go.jp/component/a_menu/education/detail/__icsFiles/afieldfile/2019/04/19/1293002_6_1.pdf

6

ライフステージ別の栄養教育の特徴

・「障害」の表記に関する作業チーム．「障害」の表記に関する検討結果について．平成22年11月22日
　　https://www8.cao.go.jp/shougai/suishin/kaikaku/s_kaigi/k_26/pdf/s2.pdf
・文部科学省．特別支援教育について．4. 障害に配慮した教育
　　https://www.mext.go.jp/a_menu/shotou/tokubetu/mext_00800.html

⑥成人期の栄養教育の展開
・厚生労働省健康局．標準的な健診・保健指導プログラム（平成30年度版）．平成30年4月
　　https://www.mhlw.go.jp/file/06-Seisakujouhou-10900000-Kenkoukyoku/00_3.pdf
・内閣府．「仕事と生活の調和」推進サイト ワーク・ライフ・バランスの実現に向けて．
　　http://wwwa.cao.go.jp/wlb/government/20barrier_html/20html/charter.html
・厚生労働省．食事バランスガイド
　　https://www.mhlw.go.jp/bunya/kenkou/eiyou-syokuji.html
・厚生労働省．健康づくりのための身体活動基準（アクティブガイド）
　　https://www.mhlw.go.jp/stf/houdou/2r9852000002xple-att/2r9852000002xpr1.pdf
・厚生労働省健康局．健康づくりのための睡眠指針2014．平成26年3月
　　https://www.mhlw.go.jp/file/06-Seisakujouhou-10900000-Kenkoukyoku/0000047221.pdf
・厚生労働省．女性の健康推進室ヘルスケアラボ．
　　http://w-health.jp
・赤松利恵，永井成美．栄養カウンセリング論．化学同人；2022．

⑦高齢期の栄養教育の展開
・内閣府．令和3年版高齢社会白書（全体版）．
　　https://www8.cao.go.jp/kourei/whitepaper/w-2021/zenbun/03pdf_index.html

カコモン に挑戦 ‼

◆ 第31回-114

離乳食づくりに悩む母親への支援を目的とした，保育所におけるピア・エデュケーションである．正しいのはどれか．1つ選べ．

(1) 保育所の離乳食を試食してもらう．
(2) 保育所のホームページに相談コーナーを設け，年長クラスの母親に対応してもらう．
(3) 給食だよりで，離乳食のメニューを紹介する．
(4) 管理栄養士が，離乳食の調理実習講習会を行う．
(5) 栄養の専門家を招いて，自分の離乳食づくりの体験も交えた話をしてもらう．

◆ 第32回-109

小学校において，1年生が正しく箸を使えるようになることをねらいとした，食に関する指導を実施することとなった．ねらいに合った環境目標である．正しいのはどれか．2つ選べ．

(1) ランチルームに置く，箸のサイズの種類を増やす．
(2) 自宅でも，正しく箸を使う児童を増やす．
(3) 給食で，地場産物を活用した献立を増やす．
(4) 縦割り給食で，1年生に箸の持ち方を教える上級生を増やす．
(5) 箸の使い方のマナーを，知っている児童を増やす．

◆ 第33回-114

特別支援学校高等部の，料理を作ることが可能な生徒を対象に，調理実習を伴う栄養教育を実施する．対象者と安全に調理するための配慮の組合せである．誤っているのはどれか．1つ選べ．

(1) 視覚障害者 ———— 包丁を使う作業をさせない．
(2) 聴覚障害者 ———— 後ろから声をかけない．
(3) 肢体不自由者 ———— 車椅子で作業できる調理台を使う．
(4) 病弱者 ———— 食事制限の有無を確認する．
(5) 知的障害者 ———— 次の作業を促す言葉かけを行う．

解答

◆ 第31回-114　正解(2)

◆ 第32回-109　正解(1)と(4)

◆ 第33回-114　正解(1)

6

ライフステージ別の栄養教育の特徴

カコモン に挑戦 !!

解答

◆ 第34回-110　正解（4）

◆ 第34回-108　正解（3）

◆ 第35回-107　正解（2）

◆ 第34回-110

軽い認知症があり，もの忘れが多くなった独居の高齢者に，脱水症予防のための栄養教育を行うことになった．適切な水分摂取の実行が期待できる働きかけである．最も適切なのはどれか．1つ選べ．

(1) 脱水症予防のための水分のとり方について，講義を聴いてもらう．

(2) 水分のとり方について，グループディスカッションをしてもらう．

(3) 経口補水液づくりを実習し，作り方のプリントを持ち帰ってもらう．

(4) 身の回りに水の入ったペットボトルを置いてもらう．

◆ 第34回-108

交替制勤務があり，生活習慣変容が困難だと感じている者が多い職場において，メタボリックシンドローム改善教室を行うことになった．学習者のモチベーションが高まる学習形態である．最も適切なのはどれか．1つ選べ．

(1) 産業医が，食生活，身体活動，禁煙の講義をする．

(2) 管理栄養士が，夜勤明けの食事について，料理カードを使って講義する．

(3) 健診結果が改善した社員から，体験を聞き，話し合う．

(4) 小グループに分かれて，食生活の改善方法を学習する．

◆ 第35回-107

テレワーク期間中に増えた体重を減らしたいと話す会社員を対象とした，栄養教育プログラムを計画している．本人が主体的に取り組むための結果目標を設定する際に，重視するアセスメント内容である．最も適切なのはどれか．1つ選べ．

(1) 自宅に体重計があるか．

(2) 体重を何kg減らしたいと考えているか．

(3) 食事や間食を何時に食べているか．

(4) 身体活動量はテレワーク前からどれくらい変化したか．

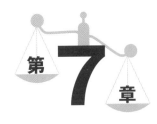

 学修目標

● 対象者のライフステージの特徴や環境・背景を理解し，行動科学の理論や技法を応用して，栄養教育プログラムを作成する

 要点整理

✓ 栄養教育プログラムは，PDCAサイクル (第2章〈p.18〉を参照) に基づいて考える.

✓ ライフステージ別の特徴を理解したうえで (第6章〈p.71〉を参照)，対象者の実態把握 (アセスメント) を行う.

✓ 行動変容を促すために，行動科学の理論やモデル，行動変容技法 (第3章〈p.36〉を参照) を活用する.

✓ プログラムにおいて，個別の対応が必要な場合は，栄養カウンセリング (第4章〈p.52〉を参照) も取り入れる.

✓ 食行動の変容には，栄養教育に加えて，対象者の食環境整備 (第5章〈p.62〉を参照) も必要である.

1 栄養教育プログラムの実際

栄養教育プログラムの作成の手順

● PDCAサイクルに基づいて作成する.

● 対象者の環境・背景を理解したうえで，アセスメント項目を選定し，栄養・健康課題を抽出し，優先課題を決定する.

● 目標の種類を理解し，具体的な目標と評価基準を設定する.

● 対象者の特徴および実施者側の状況を考え，目標達成に向けたプログラムを計画する.

● プログラムには，行動科学の理論やモデル，行動変容技法を応用する.

● 計画で考慮する6W2Hは，対象者の特徴および実施者側の状況をふまえて決定する.

● 評価の種類ごとに，評価基準をもとに評価する.

● プログラム終了後に総合的評価を行い，プログラムを見直し・改善する.

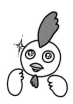

ポイントをおさえて栄養教育プログラムを作成するぞ！

2 小集団：病院における栄養教育プログラム

高齢の患者を対象とした糖尿病教室

対象者の環境・背景	◇◇病院の糖尿病専門外来では，糖尿病専門医による週2回の外来診療があり，診断時から医師の指示のもと，継続的に療養指導（看護師）と個人栄養食事指導（管理栄養士）を実施している． 継続指導は，血糖コントロールの状況や，日常生活における血糖管理にかかわる課題状況，個人の希望などをふまえ，医師による診療と同日に，1か月〜1年に1回の頻度で実施している． ここ数年，外来において，糖尿病で受療中の患者数は240人程度で，月あたりの栄養食事指導件数は，平均60件（新規5〜10件，継続50〜55件）で推移している． 近年は，糖尿病の診断（新規）がされる高齢者の割合が増えており，現在，外来通院者の6割以上の150人が65歳以上（65〜74歳：120人〈全体の50%〉，75歳以上：30人〈全体の12.5%〉）となっている．

計画（Plan）

①アセスメント

主観的情報

医師→病態や服薬などについて理解が難しい高齢の患者が増えてきた．限られた診療時間で十分な説明をすることが困難な場合もある．

看護師→高齢者は，これまでのライフスタイルがあり，生活習慣を変えることに抵抗感や負担感を抱く患者も多い．
　独居や家族が日中は仕事に出ている者も多く，食事が本人任せになることで，自己管理が難しい患者がいる（1人で受診する場合が多い）．

管理栄養士→高齢の糖尿病患者では，体格（BMI）が普通で，食事量は多くなくても，血糖コントロールが良くない場合がある．
　特に昼食は，「ご飯と漬物」や「パン」のみで済ませる患者が多い．

客観的情報

【外来における65歳以上の糖尿病患者（150人）】
- 血糖コントロール状況（HbA1c）：平均7.4%.
  →7.0〜7.5%未満：101人（65〜74歳76人，75歳以上25人），7.5〜8.0%未満：40人（65〜74歳35人，75歳以上5人），8.0%以上9人（65〜74歳9人，75歳以上0人）．
- 体格指数（BMI）：平均（SD）＝22.3（4.9）kg/m²
- 服薬状況：インスリン使用が12%，血糖降下薬使用（非インスリン）80%．※α-グルコシダーゼ阻害薬またはグリニド薬処方の患者が7割程度と多い．
- 食事状況：「食事摂取状況アセスメント調査（聞き取り式の質問紙）」で，「1日3食決まった時間に食べる」と回答した者の割合は90%（135人）であったが，「主食・主菜・副菜のそろった食事をとる回数」が3食/日が55%（83人）であった．
  間食内容としては，「せんべい」「饅頭」「果物」が複数みられた．
- その他：「フレイルスクリーニング（Cardiovascular Health Study；CHSに基づく簡易版フレイル・インデックス）」で，フレイル該当（15%，23人）とプレフレイル該当（48%，72人）は合計で6割以上であった．

②課題抽出

課題1	高齢の糖尿病患者が多い（特に65〜74歳が，全体の半数〈50%〉と多い） 《高齢の糖尿病患者では，以下の課題がみられた（課題2〜5）》
課題2	自己管理に対する「理解度」や「重要性」が低い
課題3	自己管理に対するハードル（食事準備，食事バランスの考慮など）が高い
課題4	食事バランスが課題であり，主食や間食の炭水化物エネルギー比率（特に食物繊維以外の糖類からのエネルギー）が高い→食後高血糖につながりやすい
課題5	フレイルが疑われる者の割合が6割以上と高い

評価（Check）

企画評価

課題抽出に必要な情報は得られたか

課題抽出は適切か

③優先課題決定	外来では，高齢の糖尿病受療者が多く，その診療，療養・栄養食事指導において，若年層とは異なる課題がみられている． 特に，「主食・主菜・副菜のそろった食事（食事バランス）」に課題がみられ，主食や間食からの炭水化物摂取比率が高くなることによる血糖コントロールの乱れにつながっている可能性がある．加えて，BMIで肥満に該当する者は少なく，むしろ，フレイルが疑われる患者が6割以上を占めることから，「主食・主菜・副菜のそろった適量の食事を3食とること」で，フレイルの予防・改善と合わせた血糖コントロールの改善に焦点をあてることが望まれる．			優先課題決定方法は適切か

↓

目標設定は適切か
評価指標は設定したか

目標の種類	目標 評価指標	現状値 （該当人数/母数）	目標値
結果目標	①65～74歳のHbA1c 7.5%以上の患者の割合を減らす 評価指標：外来受診時の血液検査データ	37%（44/120人）	25%
	②フレイル（プレフレイルを含む）の該当者の割合を減らす 評価指標：外来受診時の「フレイルスクリーニング：（簡易版フレイル・インデックス）」	63%（95/150人）	30%
行動目標	「主食・主菜・副菜のそろった食事をとる回数」が3食と回答する患者の割合を増やす 評価指標：外来受診（個人栄養食事指導）時の「食事摂取状況アセスメント」	55%（83/150人）	80%
学習目標	①「毎食，主食・主菜・副菜のそろった食事をとること」について，「重要性」を感じる患者の割合を増やす 評価指標：毎食，主食・主菜・副菜のそろった食事をとることについて，「とても大切だと思う」「ある程度大切だと思う」と回答する患者の割合 ※評価は，糖尿病教室期間前後の外来受診時と，管理栄養士担当回（第3・4回）の前後に実施	70%（105/150人）	90%
	②「毎食，主食・主菜・副菜のそろった食事をとること」について，「自信」がある患者の割合を増やす 評価指標：毎食，主食・主菜・副菜のそろった食事をとることの自信について，「とても自信がある」「ある程度自信がある」と回答する患者の割合 ※評価は，糖尿病教室期間前後の外来受診時と，管理栄養士担当回（第3・4回）の前後に実施	65%（97/150人）	80%
	③ピアサポート機能の存在感を有する患者の割合を増やす 評価指標：患者同士の交流を通し，「有益性（情報入手，モチベーション向上，他患者への貢献のいずれかの側面）」について，「あった」と回答する患者の割合 ※評価は，グループワーク・実習【実践支援】回で実施	―	80% （該当回平均）
環境目標	食事について，周囲に相談できる人や，支援してくれる人を増やす 評価指標：食事について，相談したり支援したりする人について，「いる」と回答する割合	40%（60/150人）	70%

④目標設定

評価の基準：各目標，目標達成の場合A，現状値±8%以上の改善の場合（改善傾向）B，±8%未満の改善の場合（現状維持）C，悪化した場合D
学習目標③のピアサポート機能の存在感を有する患者の割合は，目標値に達した場合（達成），達しなかった場合（未達成）で評価

評価の基準は設定したか

7

栄養教育プログラム

⑤年間計画作成

月/回	内容		個別栄養食事指導	備考
	集団栄養食事指導：糖尿病教室「本当に糖尿病＝制限？ 歳をとっても体力・筋力を落とさないための工夫」			
	講話・演習【知識提供】	グループワーク・実習【実践支援】		
第1回（4月）	講話①：「糖尿病の病態と食後高血糖について」（医師）　演習①：「自分の検査データをチェックしよう（HbA1c）」（臨床検査技師）	－		●集団栄養食事指導（糖尿病教室）では，各回同じ内容で，2回ずつ（第1，第3木曜が基本）行い，各回15人ほどを対象に実施．
第2回（5月）	講話②：「知っておきたいフレイル！あなたは大丈夫？」（看護師）	グループワーク①：「薬の悩み（飲み忘れなど）を相談しよう」（薬剤師）		●今期（年度前期）の糖尿病教室は，65歳以上の高齢者を対象とし，家族や介護ヘルパーなど，患者の療養支援者にも参加を促すため，外来受診時に，医師が患者にリーフレットを配布．
第3回（6月）	演習②：「フレイル予防のための簡単ストレッチ！」（理学療法士）	グループワーク②：「今の食事，実は不足している？簡単にできる食事バランス改善のコツ」（管理栄養士）		●糖尿病教室は，各回90分（第4回は120分）で，看護師は毎回コーディネータとして参加．管理栄養士は，担当回以外は，5分程度の食事のワンポイント講座を実施．
第4回（7月）	－	実習：「実践しよう！市販品で手軽にバランス食（調理・試食）」（管理栄養士）　※家族・介護ヘルパーなど調理担当者の参加を想定し，第3土曜の午前・午後の2回実施		●グループワークでは，クイズ・カードゲームなどを取り入れ，患者同士が交流・ディスカッションできる場を十分に設ける．　●糖尿病教室参加後の外来受診時の個別栄養食事指導では，教室で理解できたこと，できなかったことを確認．
第5回（8月）	講話③：「オーラルフレイルにならないために」（歯科医師）　講話④：「日常生活に利用できる介護・福祉サービス」（医療ソーシャルワーカー）	－		●管理栄養士の担当回は，集団栄養食事指導料として，80点（800円）を患者から徴収．　●第4回（実習）を除く回は，自由参加（参加者は個人カルテに記録）とした．
第6回（9月）	－	グループワーク③：「療養生活の成功・失敗・悩み…なんでも話そう会（ディスカッション）」（全職種）		総費用　40,000円　※管理栄養士の集団栄養食事指導料（10〜15人×4回）で，32,000〜48,000円

関係者と話し合い，目標に向けて，実施可能性のある計画を立てられたか

実施（Do）		取組例：第4回（7月）に実施したプログラム（管理栄養士2度目の担当回）	
①プログラムの作成と実施	プログラム名：実践しよう！市販品で手軽にバランス食（調理・試食）		年間計画の目標に向けた学習目標（ねらい）とその内容になっているか 6W2Hを考慮した内容になっているか
	学習目標（Why）	「毎食，主食・主菜・副菜のそろった食事をとること」について，「自信」がある患者の割合を増やす 評価指標：事後の質問紙調査（患者対象）	
	実施目標（Why）	●65歳以上の外来患者（150人）の20%（30人）の参加者を集める ●参加者のうち，家族や調理担当者など療養生活のキーパーソン（以下，キーパーソン）（1患者につき1人）との参加率を50%（30人の場合15人）以上にする 評価指標：①参加率（参加患者数/対象者母数〈150人〉） 　　　　　②キーパーソンとの参加率（キーパーソンの参加数/参加患者数）	
	対象者（Whom）	外来に受療中の65歳以上の患者で，参加を希望する者，および，その患者のキーパーソン	
	期間・頻度（When）	半期（6か月）に2回（7月の第3土曜午前・午後），120分/回 ※午前，午後の対象者は異なる	
	実施場所（Where）	◇◇病院内，集団指導実習室	
	スタッフ（支援者）（Who）	管理栄養士（3人），糖尿病教室（糖尿病専門外来）担当看護師（2人） 〔→各グループ（4〜5人〈組〉の患者）につき，1人の専門職がチューターとして支援〕	
	スタッフ連携（Who）	●4月中に管理栄養士が，実施メニューを決定し，レシピや調理のポイントなどの資料（教材）を作成する ●5〜6月の外来受診時，および糖尿病教室で患者に案内を開始する（6月末〆切） ●7月初旬に，担当の管理栄養士，看護師で事前ミーティングを行う（受付〈費用徴収〉についても確認）	
	実施内容（What）	●主菜，副菜の一部に，市販のチルド・冷凍食品を利用し，「混ぜる（和える）」「温める（焼く・ゆでる・電子レンジ）」など簡便な調理で用意できるメニューを紹介し，一部を実践 ●実習の意見交流・ディスカッション 　→気づき，自身の生活と重ね，昼食メニュー（案）を話し合いながら，「買いもの（置き）リスト」を作成する（ピアサポート・グループカウンセリングの活用） 　（各グループ，1人の専門職がチューターとして支援）	
	コンセンサスを得る方法（How）	●定期（3月，9月）の全体ミーティングで，実施概要について説明し，糖尿病療養指導チームの理解・協力を得る ●教室プログラム担当栄養士（起案）→栄養管理課長の了承→院内の栄養管理委員会（偶数月開催→4月，6月）を経て，院内決裁を得る	
	募集方法（How）	●4月以降の外来受診時（4〜6月）に医師から案内（リーフレット）を配布してもらう ●外来受診時の，療養指導，栄養食事指導時においても，看護師・管理栄養士から参加を呼びかける ●4，5月の糖尿病教室でも，参加者にリーフレットを配布し呼びかける（6月末〆切）	
	予算（How much）	10,000円（教材費，試食などに必要な備品代） 食材費は参加者から徴収（自己負担500円）するとともに，患者1人につき，集団栄養食事指導料（800円）も別途徴収	

7

栄養教育プログラム

回	学習形態	内容	スタッフ	経過評価の方法	経過評価の方法がプログラムに含まれているか
1 (120分)	小集団	●受付, あいさつ, 自己紹介 (各グループ), 質問紙記入 (患者対象・事前) (10分) ●学習① 主食・主菜・副菜のそろった食事 (食事バランス) の内容と必要性について再確認 (講義・10分) ●学習② 昼の主菜・副菜を想定した調理 (レンジによる温め, 盛りつけのみ) と試食 (60分) ●昼食の食事バランス改善 (実践) に向けたディスカッション (各グループ), 質問紙記入 (患者対象・事後) (30分) [●スタッフ: 会計手続き (カルテに栄養食事指導記録を添付→事務へ)] ●総括, 次回教室の案内, 終わりのあいさつ (10分)	管理栄養士 (3人) 外来担当看護師 (2人) (医療事務)	①患者の参加数・参加率 ②患者のキーパーソンの参加数・参加率 ③患者の反応 (教室プログラム実施中に観察) ④事前・事後の質問紙調査	各回終了後, スタッフと経過評価について話し合い, その結果を次に反映させたか

②プログラム実施後の経過評価 (Check) と見直し・改善 (Act)

経過評価 (Check) と見直し・改善 (Act)

午前, 午後を合わせ, 28人の患者と15人のキーパーソン (13人が家族など身内, 2人が介護ヘルパー) が参加を申し込み, 全員が参加した.

患者からは,「簡単なのに豪華になる」,「市販品もいろいろ使えるものがあることを知った」など, 前向きな意見があげられ, キーパーソンからも,「どのようなものを用意すればよいか参考になった」という声があがった. 患者同士でも, 普段の食生活の悩みなどを相談する場面がみられ, 事後評価でも, 療養生活 (自己管理) に対するモチベーションが高まった様子がうかがえた.

一方, 食費に対する不安 (経済的事情) や, キーパーソンが参加できなかった患者から「自分では頻繁に買い物に行けない」という意見があがるなど, 改善点 (安価で代替できる食品の紹介, キーパーソンに向けた積極的な情報提供など) もあった.

評価 (Check)

①影響評価と結果評価

影響評価 (上段: 65歳以上の全患者150人, 下段: 糖尿病教室に全回参加した患者25人)

目標		現状値	目標値	結果	評価
行動目標	「主食・主菜・副菜のそろった食事をとる回数」が3食と回答する患者の割合を増やす	55% (83/150人) 60% (15/25人)	80% 80%	70% (105/150人) 92% (23/25人)	改善傾向 (B) 目標達成 (A)
学習目標	①「毎食, 主食・主菜・副菜のそろった食事をとること」について,「重要性」を感じる患者の割合を増やす	70% (105/150人) 80% (20/25人)	90% 90%	80% (120/150人) 96% (24/25人)	改善傾向 (B) 目標達成 (A)
	②「毎食, 主食・主菜・副菜のそろった食事をとること」について,「自信」がある患者の割合を増やす	65% (97/150人) 60% (15/25人)	80% 80%	70% (105/150人) 92% (23/25人)	現状維持 (C) 目標達成 (A)

		③患者同士の交流を通し，「有益性（情報入手，モチベーション向上，他患者への貢献のいずれかの側面）」について「あった」と回答する患者の割合	―	80%	90%（99/110人）	達成
	環境目標	食事について，周囲に相談できる人や支援してくれる人を増やす	40%（60/150人）52%（13/25人）	70%70%	60%（90/150人）80%（20/25人）	改善傾向（B）目標達成（A）

結果評価

目標		現状値	目標値	結果	評価
結果目標	① 65〜74 歳 の HbA1c 7.5%以上の割合を減らす	37%（44/120人）	25%	29%（35/120人）	改善傾向（B）
	②フレイル（プレフレイルを含む）の該当割合を減らす	63%（95/150人）	30%	40%（60/150人）	改善傾向（B）

②総括的評価

総括的評価

結果目標，行動目標，学習目標ともに，全体では目標には達しなかったが，いずれも改善傾向はみられた．また，糖尿病教室参加者に関しては，いずれも目標レベルに達していた．

③経済評価

経済評価（費用効果）

		行動目標に対する評価	結果目標に対する評価
総費用（円）	a	40,000	40,000
対象者（人）	b	150	120*150**
改善した対象者（人）	c	22（105人−83人）	9*（44人−35人）35**（95人−60人）
対象者1人あたり費用（円）	a/b	267（40,000円/150人）	333*（40,000円/120人）267**（40,000円/150人）
費用-効果比	a/c	1,818（40,000円/22人）	4,444*（40,000円/9人）1,143**（40,000円/35人）

＊：65〜74歳のHbA1c 7.5%以上の患者，＊＊：フレイル（プレフレイルを含む）の該当者

④形成的評価

形成的評価（企画評価と経過評価）

第4回のプログラムでは，開催日時に考慮したことで，患者のキーパーソンの参加が目標レベルに達した．また，教室のほかの回も，30人程度（対象者の約20%）の参加が得られたこと（患者25人はすべての回に参加）から，糖尿病教室はおおむね期待通りに遂行できた．全般にわたり「フレイル」に焦点をあて，グループワーク（調理・試食を含む）を取り入れたことで，患者の食事制限に対するイメージが変わり，積極的に食事・運動・社会交流する様子もうかがえた．

一方，糖尿病教室に1回も参加しなかった患者は，外来受診時の評価で，すでに「フレイル（フレイルスクリーニング〈簡易版フレイル・インデックス〉で3項目以上該当）」の者が多く，これらの患者に教室プログラムの波及がなかったことが課題である．

⑤総合的評価

総合的評価（形成的評価と総括的評価，および経済評価）

糖尿病教室に参加した患者の大半が改善されたことにより，全体としても改善傾向がみられた．一方，糖尿病教室に不参加あるいは参加できなかった者に関しては，アセスメントを含めた対応を検討する必要がある．

7

栄養教育プログラム

見直し・改善（Act）

①成果報告	患者（およびキーパーソン）への報告： ①外来受診時，教室プログラムに対する評価（理解度・有用性）を確認しながら，自己管理状況，血糖コントロールの推移をフィードバック. ②糖尿病教室のグループワークであがった意見（気づき・各患者の生活への適用法など）を管理栄養士・看護師で整理し，作成したリーフレットを外来患者（教室に参加した患者以外を含む）に配布. 糖尿病療養支援チームへの報告：プログラム内容について，教室に参加した患者の自己管理（療養生活）状況，血糖コントロール状況（変化）をふまえ，反省会を実施→報告書を作成. 院内での報告：作成した報告書をもとに，栄養管理委員会において報告. 社会への発信：学会・研究会での発表，論文（実践報告）を通し，実施内容と成果・課題を報告.	
②総合的評価および成果報告のフィードバックからの見直し・改善	結果目標，行動目標，学習目標ともに，対象患者全体では目標値に達しなかったが，いずれも改善傾向はみられた. 一方，参加者は，糖尿病教室のほぼすべての回に参加した者が大半であり，すべての回に参加した患者の8割以上で，これらすべての目標達成がみられたことから，教室プログラムの内容は適切であったと考えられる. 特に，フレイルの視点など新たな情報を得たことや，患者同士の交流ができたことにより，ピアサポートの機能を感じた者も多く，療養生活に対して前向きになる様子がみられた. キーパーソンの患者に対する理解が高められる可能性もあり，今後，本プログラムならびに糖尿病教室をより多くの対象者に利用してもらうため，以下の見直し・改善を行う. ●結果目標・行動目標の達成に向けて，参加しなかった（できなかった）対象者のうち，血糖コントロールの改善が必要な者で，かつフレイルリスクの高い患者に焦点をあてたプログラム（内容・手法）を検討する. 　→これら患者の背景・ニーズの実態把握を検討し，企画を見直す必要がある. そのなかで，今回糖尿病教室に参加した患者は，ほかの患者との交流に対しても積極的であったことから，今後の教室にも継続参加を促し，セルフヘルプグループとして，教室に参加しなかった糖尿病患者の支援にもかかわれるようなしくみを検討する. ●高齢患者では，患者本人のみでなく，キーパーソンに向けても，情報提供を強化するための手法を検討することが望まれる.（例：調理・試食の回以外の実施曜日・時間の検討，リーフレットなどによる医療者との連携） ●高齢者が居住する世帯が買い物に利用しやすい店舗や，地域で糖尿病患者にも推奨できるフレイル予防の活動の紹介など，療養生活で地域資源を十分活用できるよう，地域連携を進める必要がある.（例：推奨メニュー・食材の「買い物マップ」と合わせた献立・レシピの提案） ●対象者の経済的状況も可能な範囲で把握し，実践可能な食生活の提案（調理・試食を行う際の食材費をふまえた内容の再検討を含む）に反映させる必要がある.	

7

栄養教育プログラム

[プログラム作成の背景と工夫]

	項目	背景と工夫（太字は活用した理論など）
計画（Plan）	対象者	外来担当の医療従事者間で，共通課題であった「高齢（65歳以上）の糖尿病患者」をターゲットとした. →課題：高齢の糖尿病患者では，外来診療（栄養食事指導，療養指導を含む）のみで，良好な血糖コントロールのための十分な支援が困難であった
	目標設定	対象とした高齢の糖尿病患者の課題抽出（アセスメント）に基づき，「血糖コントロール」のみでなく「フレイル」も加えた視点から結果目標を設定した. →これらの背景には，共通する食生活状況（食事バランスに関する課題）もうかがえたため，「フレイル」という新たな視点を取り入れることで，患者の行動変容に対する重要性（態度）が高まることを期待した.
	教室プログラムの趣旨・形態	●他職種で目標の共通認識をもち，各専門の立場から，「フレイル」の視点を取り入れた「血糖コントロール」のあり方を提案した. ●高齢者の理解力や，フレイル予防の観点をふまえ，プログラム内容を工夫した（クイズ・カードゲームなどの導入）. ●実習（調理・試食）や，グループディスカッションなど，**グループカウンセリング**を取り入れた（**グループダイナミクス**，**ピアサポート**，**モデリング**）. →●ともに療養生活を送る患者同士で交流を深め，教室を「相談相手がいる」「行動変容に対する気づきが得られる」場とする. 　●医療従事者からの説明だけよりも，記憶に残りやすいものにする.

実施（Do）	管理栄養士担当（第4回）の調理・試食の試み	●高齢者の食生活状況の実態（日中の孤食など）をふまえ，市販食品の活用など，簡便で実践につなげやすい主菜・副菜（推奨メニュー）を提案した． ●キーパーソンとなる家族，介護ヘルパーなどの理解・協力を得るため，これらの対象者が参加しやすい日時での開催を検討した． ●参加者（患者）同士が実習（調理・試食）に対し，自身の生活に重ねて話し合える時間（グループ内での意見交流・ディスカッション）を設けた．
評価（Check）	糖尿病教室参加者の評価	教室プログラムの効果（「主食・主菜・副菜のそろった食事をとる回数」という行動目標の達成から，「血糖コントロール」「フレイル」の改善につなげる）を評価するため，全患者（教室不参加患者を含む）と区分し，すべての回に参加した者のみを抽出した場合の影響評価を確認した．グループワークの評価では，**ピアサポート**機能の存在感についても確認を行った．
見直し・改善（Act）	成果報告	教室プログラムの結果を新たなデータベースとし，「患者」「糖尿病療養支援チーム内」「院内」のそれぞれに還元した． →●患者：糖尿病教室参加による変化（改善状況など）を個人の診療（療養／食事栄養指導）でもフィードバックし，**強化のマネジメント**を行った． ●糖尿病療養支援チーム：上記，患者への還元（個別診療との連携）に加え，教室プログラムで得た課題（不参加患者に対するアセスメントの必要性やキーパーソンへの情報提供など）を解決する糸口として活用． ●院内／社会への発信：他科（院）の高齢者に対するアプローチの参考データとなった．また高齢患者支援には地域連携活動が必要であることを提起できた．

7

栄養教育プログラム

Column　高齢者の特性を踏まえた保健事業

　わが国の保健事業は，これまで40歳以上の成人を対象とした，メタボリックシンドローム対策を中心に展開してきた．高齢化とともに増大する医療・介護費の抑制が求められるなか，高齢者にフォーカスした，新たな保健事業が展開されるようになった．とりわけ，後期高齢者（75歳以上）では，加齢による心身の機能低下が起こり，フレイルやサルコペニア，認知症などが進行しやすい．その一方で，健康で若々しい高齢者もおり個人差が大きい．このような背景から，2018（平成30）年に厚生労働省から「高齢者の特性を踏まえた保健事業ガイドライン」が公表された（2019年に2版が発表されている）．

　このガイドラインには，高齢者の特性を踏まえ，健康状態を総合的に把握するための質問票が添付されている．フレイル（身体的・精神的・社会的フレイル）を把握できるだけでなく，15の質問項目（口腔機能，体重変化，生活習慣など）には，それぞれ解説がある．この解説には，「質問した後の具体的な声かけ例」も含まれており，栄養教育の参考になるものである．

　質問紙に関連した教材として，「食べて元気にフレイル予防」というパンフレットも厚生労働省から出ている．

・厚生労働省「後期高齢者の質問票の解説と留意事項」https://www.mhlw.go.jp/content/000605506.pdf
・厚生労働省　パンフレット「食べて元気にフレイル予防」https://www.mhlw.go.jp/content/000620854.pdf

3 集団：保育園における栄養教育プログラム

農家と連携した保育園における白飯摂食推進プログラム

対象者の環境・背景	認可保育所○○保育園は，田畑が少し残る都市近郊にあり，近年大型マンションが増え始めたことによる，比較的若い子育て世代の流入がみられる．都心部で勤務をする保護者が多く，通勤時間は約1時間である．開園時間は，7時半〜19時半までであり，日曜，祝日は休みで土曜保育を実施している．法人の1施設であり，他エリアに5園開設している．調理室には，管理栄養士（常勤）2人，調理員（非常勤）3人がおり，3歳未満児の午前おやつ，昼食，おやつ，夕食，離乳食，職員の昼食を提供している．調理室に面したランチルームがあり，3歳以上児は自分のタイミングで食事をするしくみになっている．バイキング方式になっており，自分で今日の給食の展示を確認して盛り付けを行う．盛り付けの補助には，管理栄養士と調理員が必ず2人以上ついて個別に対応する．3歳未満児は，各クラスで登園時間に合わせた2〜4人ずつのグループで食事を開始している．基本的に職員も担当のクラスまたはランチルームで子どもと一緒に食べるようにしている． ○○保育園在園児数：100人（0歳児：6人，1歳児：10人，2歳児：12人，3歳児：22人，4歳児：26人，5歳児：24人），自園調理． 園の目標：心とからだがたくましい子ども，豊かな心をもち表現をする子ども，人との関わりを大切にする子ども，自分の興味を探求し，他者と共有する子ども．

7 栄養教育プログラム

計画（Plan）

①アセスメント		評価（Check）
主観的情報	担任保育士・栄養士→味付きごはんやパンだと食べるが，白飯だと食が進まない子どもが多い（1歳児クラス以上）．野菜が苦手な子どもが多く，保護者も子どもの好き嫌いに悩んでいる人が多い（特に1，2歳児クラス）．魚料理や煮物などの和食料理をあまり家庭で食べていない． 管理栄養士・調理員→カレーライス，麻婆豆腐が人気メニュー．	**企画評価** 課題抽出に必要な情報は得られたか
客観的情報	調査データ→1）味付きごはんに比べ白飯の残菜量が約1.5倍である（残菜調査）．2）給食に出る子どもの苦手な食材は，1位なす，2位小松菜，3位チンゲン菜（家庭調査）．3）保護者の食に関する悩みは，子どもの好き嫌いがある56％，子どもが好きな和食を作るのが難しい62％，夕食に和食を食べる頻度が週に4日以上35％，ごはんにふりかけなどをかけて食べる43％（保護者会開催に向けた食に関する悩みアンケート）．	

②課題抽出	課題1　白飯の残菜量が多い 課題2　野菜が苦手な子どもが多い 課題3　子どもの好き嫌いに悩む保護者が多い 課題4　和食を食べる頻度が低い家庭が多い 課題5　和食を作ることに苦手意識を持っている保護者が多い	課題抽出は適切か

③優先課題決定	第4次食育推進基本計画の重点課題に「持続可能な食を支える食育の推進」の中で"日本の伝統的な和食文化の保護継承：和食文化の和（わ）"があげられており，和食に関する関心と理解を深めるよう記載されている．抽出した5つの課題の関連性をみると，白飯を中心とした和食を，子どもが好んで園で食べることにより，家庭でも和食を食べたいと思う子どもが増える可能性がある．その結果，家庭でも和食を取り入れたいと思う家庭が増える（課題4の解決）と考える．また，園の簡単な和食レシピなど，コツを保護者に伝えることにより，保護者の和食づくりの態度が変容すると期待される（課題5の解決）．以上のことから，白飯を中心とした和食の摂食を優先課題とする．	優先課題決定方法は適切か

④目標設定

目標の種類	目標 評価指標	現状値 （該当人数/母数）	目標値
結果目標	＜設定なし＞		
行動目標	白飯を残さず食べる子どもを増やす 評価指標：盛り付けた量を全部食べる子ども 評価方法：保育士などの観察記録	40.4%（38/94人） ※1歳児以上	70%
学習目標	白飯をおいしいと思う子どもを増やす 評価指標：白飯をおいしいと答える子ども 評価方法：子どもへの聞き取り	12.5%（3/24人） ※5歳児	30%
	和食の料理に興味をもつ子どもを増やす 評価指標：和食料理の話をする子ども 評価方法：保育士などの観察記録	4.2%（1/24人） ※5歳児	20%
環境目標	和食を出す頻度が高い家庭を増やす 評価指標：夕食に和食を食べる頻度が「週に4日以上」と回答する家庭数	35.0%（35/100人）	45%

評価の基準：各目標，目標達成の場合A，現状値±5%以上の改善の場合（改善傾向）B，±5%未満の改善の場合（現状維持）C，悪化した場合D

⑤年間計画作成

主任，各クラス担任，管理栄養士が参加する給食会議で話し合い，園長に報告する．園長の承認後，全体会議で全職員が情報を共有する．
年間計画の内容は，5歳児クラスを対象として実施し，その体験内容が4歳児以下の子どもたちの憧れとなり，他クラスへも波及するよう全職員が活動状況を把握する．

月	内容	備考
4月	田んぼ周辺をルートとした散歩をする 田んぼの生き物，植物に関する絵本，紙芝居を本棚に並べる 農家と子どもの交流を開始する（散歩でのあいさつから）	●田んぼへの興味，親しみがわくよう，「日常の中にある田んぼ」となるように日々の保育に取り入れる ◎農家との事前の打合せを入念にする．子どもたちが「主体的・協働的・探索的」に田んぼにかかわれるよう，保育の方針を共有しておく
5月	田んぼの生き物を探しに行こう！植物を見に行こう！ 農家さんと一緒に田んぼに入ろう！ 自分たちの田んぼを作ろう！（田んぼの一角を借りて田植えをする）	
6月	ごはんのおともを作ろう！（梅干しづくり） ※例年，梅ジュースを作っている流れから，おにぎりづくりと梅干しづくりに興味を示すと想定	●田植え後の田んぼへの興味，また収穫への期待を維持するため，収穫後の米料理に関する活動の広がりが期待される ●ランチルームに子どもたちが準備できる炊飯器を設置し，5歳児クラスの当番が3～5歳児用の炊飯を行う．炊いた人の顔写真を盛りつけ見本の横に置く
7月	田んぼの様子を見に行こう！（草取り，稲の生長・生き物の変化の観察） 梅干しづくり	
8月	田んぼの様子を見に行こう！（草取り，稲の生長・生き物の変化の観察）	
9月	稲刈り・乾燥，脱穀 ごはんを炊こう！食べよう！ ※収穫できた少しのごはんをみんなで分け合って味わう	

目標設定は適切か

評価指標は設定したか

評価の基準は設定したか

関係者と話し合い，目標に向けて，実施可能性のある計画を立てられたか

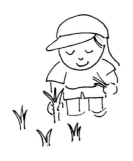

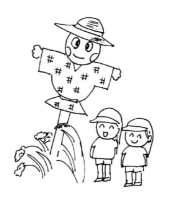

10月	農家さんにお礼をしよう！ ※育てた白米を食べた喜びから，農家にお礼をしたいという話が出ると想定	●給食で使用する米の種類を増やし，毎日の給食の展示に「今日のお米の種類」を掲載する ●日々の子どもたちの活動は，保護者に向けて即日写真付きのSNSで報告する
11月	大根を食べよう！大根をたくあんにしよう！切り干し大根にしよう！ ※連携先の農家が育てている大根をいただき，みんなでどうするかを考える	
12月	わらで遊ぼう！（脱穀後のわらを保育の製作の材料にする） ※正月飾りを玄関に飾ったり，「アルプスの少女ハイジ」のわらのベッドなど，わらにかかわる本を本棚に並べるなどする もちつきをする（もち米の存在を知る，もち米を蒸すにおいを感じる，日本の年末の準備を知る）	
1月〜		
2月	七草がゆ，鏡開き，恵方巻を献立に取り入れ	
3月	日本の米にかかわる食文化を知る 卒園お祝い会（農家や，5歳児クラスにかかわった地域の方を招待し，子どもたちが考え調理した和食献立〈予想：おにぎり，みそ汁，たくあんなど〉を一緒に食べる）	
毎月	ごはんに合う和食のおかずを職員，保護者から募り，献立に取り入れ，「今月のごはんに合うおかず」のレシピを紹介する	総費用　30,000円

※上記の計画は，子どもの反応を予測して設定したものであるが，その時々の子どもの興味・関心，活動の広がりを関係職員で話し合いながら，計画を修正，変更していく.

実施（Do）　取組例：9月に実施したプログラム

①プログラムの作成と実施	プログラム名：ごはんを炊こう！食べよう！				年間計画の目標に向けた学習目標（ねらい）とその内容になっているか
	学習目標（Why）	白飯を食べようとする意欲をもつ子どもを増やす 評価指標：「食べたい」「おいしかった」など，肯定的な反応をする子どもの人数 評価方法：保育士などによる観察記録			
	実施目標（Why）	子どもたちが主体的に作業に参加するプログラムを実施する 評価指標：作業に参加している子どもの人数 評価方法：担任保育士などによる観察記録			6W2Hを考慮した内容になっているか
	対象者（Whom）	5歳児クラス			
	実施時期（When）	9月中旬〜下旬の午前の保育時間			
	実施場所（Where）	ランチルーム			
	スタッフ（支援者）（Who）	保育士，管理栄養士，主任（全職員が，収穫した米を炊いて食べるという情報を共有しておく）			
	事前の打合せ（Who）	保育士，管理栄養士が子どもの気づきや関心などを共有するとともに，準備物，流れを打ち合わせる			
	職員間の情報共有（How）	保育士・管理栄養士・主任の話し合い→給食会議→各職員へ情報伝達			
	予算（How much）	0円（米は，農家から寄付された）			

回	学習形態	内容	スタッフ	経過評価の方法
1	調理保育	①自分たちで収穫し，脱穀した米を持ってランチルームに集まる ②米と水の分量を量る（1合未満と想定し，事前に調べた方法と分量で） ③炊飯（炊飯器ではなく，鍋でも炊けると事前の調べで気づくと想定） ④みんなで分け合う（子どもたちで話し合って） ⑤いただきます	保育士 管理栄養士 主任	子どもの反応（観察）

経過評価の方法がプログラムに含まれているか

②プログラム実施後の経過評価(Check)と見直し・改善(Act)	活動終了後の経過評価(Check)と見直し・改善(Act)	終了後，関係職員と経過評価について話し合い，その結果を次に反映させたか
	子どもの主体的な動き，話し合いなどの協働的な様子が観察されてよかった．反省点は，炊飯中の湯気や吹きこぼれに対する子どもの興味と火傷の危険性との兼ね合いを，スタッフ間で事前に話し合わなかったことであった．米の炊き上がりまで，子どもたちの自由時間としたところ，近くで観察する子どももいたが，ランチルームの外に遊びに出る子どももいたため，炊飯中の環境構成を再検討する．また，ほかのクラスの子どもたちも集まってきたため，見たい子は炊飯の様子を見てもよいと伝えたが，この対応についても職員間での事前の打合せが必要である．	

評価(Check)

①影響評価と結果評価	影響評価				

目標		現状値	目標値	結果	評価
行動目標	白飯を残さず食べる子どもを増やす	40.4% (38/94人)	70%	47.9% (45/94人)	改善傾向(B)
学習目標	白飯をおいしいと思う子どもを増やす	12.5% (3/24人) ※5歳児	30%	79.1% (19/24人)	目標達成(A)
	和食の料理に興味をもつ子どもを増やす	4.2% (1/24人) ※5歳児	20%	50% (12/24人)	目標達成(A)
環境目標	和食を食べる頻度が高い家庭を増やす	35% (35/100人)	45%	36% (36/100人)	現状維持(C)

結果評価

目標		現状値	目標値	結果	評価
結果目標		＜設定なし＞			

②総括的評価	総括的評価(影響評価と結果評価を合わせた評価)
	行動目標は改善傾向，学習目標は目標に達し，環境目標は現状維持であった．

③経済評価

経済評価(費用効果)

		行動目標に対する評価
総費用(円)	a	30,000
対象者(人)	b	94
改善した対象者(人)	c	7 (45人−38人)
対象者1人あたり費用(円)	a/b	319 (30,000円/94人)
費用−効果比	a/c	4,286 (30,000円/7人)

④形成的評価

形成的評価(企画評価と経過評価)

地域の農家との交流によって，地域の中で育っている，また育てるという感覚が子ども自身，職員や保護者に認識され始めた点が評価された．しかし，農家のご厚意による協力が大きく，今後のお付き合いのあり方について予算面も含めて園として話し合いが必要である．また，5歳児クラスの活動が他年齢児クラスへ広がる予定で計画をしたが，担任保育士以外のほかの職員の展開の仕方に限界があり，園全体の取組としての広がりに課題が残った．より園全体を包括的にまとめる役として，管理栄養士，保育士の役割の重要性が確認され，次年度以降の課題として引き継がれることになった．

⑤総合的評価

総合的評価(形成的評価と総括的評価，および経済評価)

学習目標は達成されたことから，5歳児に対しては，行動変容もみられたといえるが，行動目標や環境目標が達成できなかったことから，ほかの年齢児への影響が少なかったといえる．行動目標の70%を達成すると，30人の子どもが改善したことになり，費用効果比は，1,000円程度になる．今回は，農家のご厚意により，予算をあまりかけずに済んだが，継続的に行う場合は，費用について検討する必要がある．

7

栄養教育プログラム

見直し・改善（Act）

①成果報告	園内での報告：職員会議での報告 保護者への報告：食育だよりで全園児に対する年間のまとめを報告．卒園式の一年間の思い出の振り返り動画によって5歳児クラスの保護者へ報告 農家への報告：子どもたちの様子をまとめた報告書を渡す．卒園式に招待し，上記の動画をご覧いただく 法人への報告：法人内の給食委員会で報告 社会への発信：食育コンテストなどに応募，学会などへの発表
②総合的評価および成果報告のフィードバックからの見直し・改善	学習目標が達成され，保護者からの評価も高かったことから，計画の内容は適切であったと推察される．さらに，連携していただいた農家からも次年度以降も継続して田んぼ以外でも活動を広げたい旨のお話をいただいた．和食料理の喫食量，野菜の好き嫌い改善も課題で残っていることから，次年度以降は田んぼ以外の畑も含めた連携のあり方を検討していく．また，5歳児のみの取組で終わらないようにするため，園全体の子どもがどのように興味を示し，かかわりを広げていけるのか，管理栄養士，保育士の役割を整理し，担任保育士以外とも連携できるようにする．以下のように見直しと改善を行う． ●農家との連携をより明確にするため，管理栄養士，保育士との打ち合わせを事前からより丁寧に行う．また，5歳児以外の年齢児への活動の広がりなどについても適宜相談しながら進められるか，謝礼も含め，連携のあり方を見直す． ●卒園式の思い出の振り返り動画の中に本取組を含められたのは，保護者に大変好評であった．一方，日々の実物の展示など，におい，固さ，おいしさなど五感の共有もしたかったという保護者の意見があり，次年度は保護者の参加について検討する必要がある． ●園全体の和食文化体験をテーマに各年齢でより取り組めるようにする．そのためには，各年齢児のその時々の興味関心を迅速に管理栄養士が把握し，環境構成に取り組めるよう，保育士と情報を共有し，園長も交えて議論する必要がある．

[プログラム作成の背景と工夫]

	項目	背景と工夫（太字は活用した理論など）
計画（Plan）	目標設定	保育士，管理栄養士，調理員を含めた職員全体が，白飯を苦手とする子どもが多いことを課題と感じていたため，白飯と一緒に和食料理への興味の広がりも期待した目標設定とした．和食料理を目標に含めることによって，野菜の好き嫌い改善にも貢献できると考えたためである．
	年間計画	園として，地域の中で子どもが育つ，育てるという意識を地域にもってもらうというねらいから，園の周辺にある田んぼを所有する農家との連携に取り組む計画を立案した．年間の計画の実施では，基本的に管理栄養士と5歳児クラス担任保育士が中心となって取組，主任がサポートする体制で運営した．各クラスの保育士が参加する給食会議を活用し，職員全体と情報の共有を図る形をとった． ●地域との連携：農家の田んぼを借りた稲作づくり，大根の提供，保育者の一人としての協力（**コミュニティオーガニゼーション**） ●家庭との連携：「ごはんに合うおかず」を家庭からも募集し，実際に献立に反映（**ソーシャルサポート**） ●給食展示の工夫：米の種類，今日のご飯を炊いた人など，毎日の米の味の違いに対する興味関心を高める（保護者も含む）
実施（Do）	予定活動と日々の保育のあり方	子どもの主体的，協働的，探索的活動：保育者が活動内容を決めて集団で一斉に行うのではなく，子どもの興味が広がるであろうという予測のもとに環境構成などを含む保育の準備をする，またその子どもの興味を日々とらえ，保育計画の修正を適宜行うことを前提として取り組む．子どもが気になることを子ども同士で協力し，深められるように配慮する．この方針は，連携する農家とも共有する．
評価（Check）	形成的評価	今回，地域との連携の難しさ，全園児への波及の難しさなどの課題から，園の組織やスタッフの役割の再考も含めた評価とした．
見直し・改善（Act）	成果報告	都市近郊では，法人がグループ園をもつ場合が多い．各園が法人への報告を行うことにより，グループ間の情報交換に役立ち，グループ園全体の保育の質の向上に役立つ．また，今回稲作づくりを行ったのが5歳児であり，卒園式に思い出の振り返りの動画の一つとしてこの取組を上映したことで，就学に向けた自信につながった．さらに，この動画を親子と農家が共有することで，卒園後も地域の中で子どもが育つ，育てるという意識を継続させることができた．

4　食環境整備：職域における栄養教育プログラム

社員食堂を活用した野菜摂取プログラム

対象者の環境・背景	○○市（人口30万人）にある小売業施設では，施設内の社員食堂で1日に約250食の食事を提供している．この社員食堂は，施設職員やテナントの社員が利用しており，委託業者により運営されている． 提供メニューには，曜日替わり定食（毎日2種），主菜・副菜・丼もの・麺類が各数種類ある． ○○市は，健康づくり計画として野菜摂取量向上と減塩，まちづくり計画として地場農産物の野菜活用推進を目指しており，保健所の業務においても，給食施設を通じた食環境整備が求められている．

計画 (Plan)

		評価 (Check)
①アセスメント ［主観的情報］	施設の健康管理部門→全社員600人（男性300人，女性300人）のうち，男性の肥満および男女の高血圧者の割合が増えてきている． 社員食堂の委託業者→給与栄養目標量を設定し，健康的な食物へのアクセスに努めるほか，栄養情報を載せた卓上メモの設置も行っている．	**企画評価** 課題抽出に必要な情報は得られたか
［客観的情報］	調査データ→BMI 25.0 kg/m^{2}以上：男性28％（84/300人），女性17％（51/300人）．拡張/収縮期血圧90/140 mmHg以上：男性40％（120/300人），女性30％（90/300人）．減塩に関する行動変容ステージ前熟考期：男性55％（165/300人），女性30％（90/300人）．野菜摂取の行動変容ステージ前熟考期：男性25％（75/300人），女性15％（45/300人），同じく実行期・維持期：男性30％（90/300人），女性40％（120/300人）（健診結果）．市内産野菜の給食への使用割合（食材数ベース）：15％（委託業者の報告）	

②課題抽出	プリシード・プロシードモデルの枠組みを用いて課題を抽出した． 課題1　健康状態：男性の肥満，男女の高血圧者が多い． 課題2　行動とライフスタイル：市民全体では，野菜摂取量が少なく，男女とも食塩摂取量が多い（市民健康・栄養調査）． 課題3　環境：昼食は社員食堂の利用が多く，食堂のメニュー改善が必要． 課題4　準備要因：野菜摂取に比べると，減塩行動への意欲は低い． 課題5　強化要因：社員の健康づくりのサポートとして，食堂での野菜摂取という方法がある．市も地場産野菜の活用を目指している． 課題6　実現要因：社員食堂を通じて市内農家から供給される野菜を摂取するしくみが未構築．	課題抽出は適切か

③優先課題決定	①実施可能性：野菜摂取の準備性のほうが減塩より高く，市も地場産物の野菜の活用を推進している． ②重要性：高血圧罹患者が多いことから，減塩の重要性は高いが，肥満も高血圧に関係する． 優先課題：①と②から，肥満改善を目指し，男女の野菜摂取量を増加させること．	優先課題決定方法は適切か

④目標設定	目標の種類	目標 評価指標	現状値 （該当人数/母数）	目標値	目標設定は適切か 評価指標は設定したか
	結果目標	20〜64歳のBMI 25.0 kg/m^{2}以上の者の割合を減らす 評価指標：健康診断（健診）結果	男性28％ （84/300人） 女性17％ （51/300人）	23％ 12％	
	行動目標	1日に野菜を5皿以上食べる者の割合を増やす 評価指標：行動変容ステージの実行期・維持期の者の割合	男性30％ （90/300人） 女性40％ （120/300人）	50％ 60％	

7

栄養教育プログラム

	学習目標	1日に野菜を5皿以上食べることに関心が低い者の割合を減らす 評価指標：行動変容ステージの前熟考期の者の割合	男性25% （75/300人）	15%
			女性15% （45/300人）	8%
	環境目標	社員食堂で使用する市内産野菜の割合を増やす 評価指標：委託業者が使用した市内産野菜の食材数（割合）	15% （食材数ベース）	30%

評価の基準：各目標，目標達成の場合A，現状値±5%以上の改善の場合（改善傾向）B，±5%未満の改善の場合（現状維持）C，悪化した場合D

⑤年間計画作成

↓

月	内容		備考
2月 4月	次年度の年間計画の作成 健診時に質問紙調査を実施		● 関係団体や組織：社員食堂委託業者，施設の健康管理部門・衛生管理委員会，市内卸売市場 ● 既存の論文や報告書を参考に，調査票を作成 ● 市内産野菜メニューを一品取るとチケットがもらえ，5枚チケットを集めると，市内産野菜メニューが一品無料で食べられる特典を実施
5月	[情報へのアクセス] 社員食堂でのPOPおよび卓上メモを用いた情報提供（～3月） ● 市内産野菜の使用時に食材・産地名を掲示 ● 行動変容をねらいとする栄養情報の提供	[食物へのアクセス] 市内産野菜を使ったメニューの提供（～3月）	
10月		市内産野菜の試食キャンペーン	
4月	健診時に質問紙調査を実施		文具，印刷費，試食キャンペーンなど　総費用　50,000円

評価の基準は設定したか

関係者と話し合い，目標に向けて，実施可能性のある計画を立てられたか

実施（Do）　取組例：10月に実施したプログラム

①プログラムの作成と実施

プログラム名：市内産野菜の試食キャンペーン「旬を楽しむ！地場産野菜」	
学習目標（Why）	市内産野菜の使用を認知している者の割合を増やす（事前20%→事後50%）
実施目標（Why）	市内産野菜の試食数（100人/日），野菜購買者数（計200人/5日）
対象者（Whom）	社員食堂の利用者
実施時期（When）	営業日5日間の昼食時（プログラム実施日時は社員食堂POPで紹介）
実施場所（Where）	社員食堂で副菜を販売しているエリア
スタッフ（支援者）（Who）	施設の健康管理部門（管理栄養士），社員食堂委託業者
実施内容①（What）	市内産野菜の試食：使用副菜メニューの一口分を無料で提供
実施内容②（What）	市内産野菜の販売：市内農家による販売
方法（How）	委託業者の食材発注で当日の旬な野菜を指定してもらう
予算（How much）	試食用市内産野菜の購入補助15,000円

年間計画の目標に向けた学習目標（ねらい）とその内容になっているか

6W2Hを考慮した内容になっているか

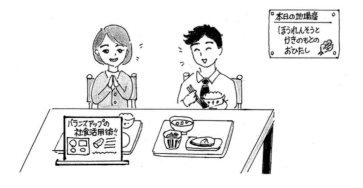

回	学習形態	内容	スタッフ	経過評価の方法	経過評価の方法がプログラムに含まれているか
1	環境	市内産野菜の使用副菜メニューを無料で試食提供 市内農家による野菜の販売	施設の管理栄養士（補助），社員食堂の管理栄養士・調理員（市内産野菜の発注・調理・販売）	①市内産野菜の副菜の試食者数 ②市内産野菜の試食者の反応（喫食後に口頭確認） ③野菜を買った人の人数（レジによる確認）	

②プログラム実施後の経過評価（Check）と見直し・改善（Act）

経過評価（Check）と見直し・改善（Act）

市内産野菜の試食は毎日100食を提供できた（5日間）．市内産野菜を使用した副菜への反応はおおむね好評であり，試食者の過半数がプログラム実施日時をPOPで認知していた．さらに，野菜販売も好評で，売り切れる日もあった．しかし，野菜の購買者はほとんどが女性であり，試食も男性，特に若い男性（20〜30歳代）が少ないように感じられた．そこで，若い男性の目を引く情報提供とメニュー開発を検討することにした．

各回終了後，スタッフと経過評価について話し合い，その結果を次に反映させたか

評価（Check）

①影響評価と結果評価

影響評価

目標		現状値	目標値	結果	評価
行動目標	1日に野菜を5皿以上食べる者の割合を増やす	男性30%（90/300人） 女性40%（120/300人） （全体35%, 210/600人）	50% 60% （55%）	男性30%（90/300人） 女性50%（150/300人） （全体40%, 240/600人）	現状維持（C） 改善傾向（B）
学習目標	1日に野菜を5皿以上食べることに関心が低い者の割合を減らす	男性25%（75/300人） 女性15%（45/300人）	15% 8%	男性20%（60/300人） 女性5%（15/300人）	改善傾向（B） 目標達成（A）
環境目標	社員食堂のメニューで利用する市内産野菜の割合を増やす	15% （食材数ベース）	30%	35% （食材数ベース）	目標達成（A）

結果評価

目標		現状値	目標値	結果	評価
結果目標	20〜64歳のBMI 25.0 kg/m² 以上の者の割合を減らす	男性28% （84/300人） 女性17% （51/300人）	23% 12%	男性27% （81/300人） 女性15% （45/300人）	現状維持（C） 現状維持（C）

②総括的評価

総括的評価（影響評価と結果評価を合わせた評価）

環境目標と女性の学習目標は目標達成したが，ほかは改善傾向もしくは現状維持にとどまった．男女で結果が異なった．

③経済評価

経済評価（費用効果）※男女合わせた値で計算した．
現状値：全体35%（210/600人），目標値55%，結果：全体40%（240/600人）

		行動目標に対する評価
総費用（円）	a	50,000
対象者（人）	b	600
改善した対象者（人）	c	30（240人－210人）
対象者1人あたり費用（円）	a/b	83.3（50,000円/600人）
費用−効果比	a/c	1,667（50,000円/30人）

7

栄養教育プログラム

111

④形成的評価	形成的評価（企画評価と経過評価）
	計画段階：野菜摂取量による肥満改善は，直接つながりにくいと考えられたため，行動目標に重点を置いた計画にした．市内卸売市場や委託業者と初期の段階から連携して進めたため，問題なく事業を展開できた．学習目標の達成度などで，男女差があったことから，男性も興味をもつプログラムにする必要がある． 実施段階：目標とした試食数を達成し，直売も評判がよかったことから，予定したプログラムは計画どおりに実施できているといえる．
⑤総合的評価	総合的評価（形成的評価と総括的評価，および経済評価）
	市内産野菜の試食キャンペーンは社員に好評で，社員食堂も野菜摂取推進を前面に押し出す雰囲気に変わった．また，委託業者や市内卸売市場との協力も得られ，良い関係でキャンペーンを実施できた．しかしながら，行動目標の達成には至らず，肥満は現状維持であった．また，結果に男女差が出た点も今後考慮する点である．さらに，食堂をほとんど利用していない人に向けてのアプローチも検討する必要がある．

見直し・改善（Act）

①成果報告	社員への報告：社員食堂の卓上メモとポスターで，実施した成果の概略を掲示する．また，リーフレットを作成し，健診受診者に配布する． 施設の健康管理部門・衛生管理委員会への報告：実施報告書を提出する． 社会への発信：実施成果を保健所の研修会または学会で発表する．
②総合的評価および成果報告のフィードバックからの見直し・改善	環境目標を達成し，社員だけでなく，市内卸売市場の関係者にも好評だったことから，次年度の実施も検討する．女性と男性で，結果に差があったことから，男性が興味関心をもつようなメッセージの発信あるいはメニューの開発を行う必要がある．チケットを集めると1品無料という特典も，メニュー自体が男性にとって魅力的でなかったため，特典利用が少なかったと考えられる．加えて，肥満の改善もみられなかったことから，情報提供やメニューにおいても，肥満改善を目指す内容へと修正を検討する．

［プログラム作成の背景と工夫］

	項目	背景と工夫（太字は活用した理論など）
計画（Plan）	アセスメント	自施設の調査結果を参考に，より実態に近いアセスメントを実施した．
	課題抽出	**プリシード・プロシードモデル**の枠組みを活用したことで，効率的に要因を抽出した．
	優先課題設定	健康づくりの視点にまちづくりの視点も加えることで，社員の生活の質だけでなく地域環境の質も含めた食事改善を設定した．
	目標設定	既存の論文で検証された測定法を用いることで，より正確に事業を評価した．
	年間計画	**情報へのアクセスと食物へのアクセス**の両方を用い，**ナッジ**を活用した．また，最初の段階から，社員食堂委託業者，施設の健康管理部門，衛生管理委員会，市内卸売市場と連携して進めた．
実施（Do）	社員食堂に行動変容をねらいとする栄養情報を載せた卓上メモの設置	**行動変容ステージ**を想定し，1年間かけて段階的に**行動変容ステージ**に沿った情報提供をした．たとえば，第1段階では，**前熟考期**の者に向けて，**意識の高揚**（野菜を食べないことの悪い影響を知り動揺すること）をねらう内容とした．
	社員食堂で市内産野菜の使用時に食材・産地名を掲示	卓上メモにも市内産野菜の紹介を加えることで，野菜摂取量の向上と地場産野菜の活用推進が同じプログラムであることを認識しやすいようにした．
	チケットを集めて，市内産野菜メニューの無料特典	市内産野菜メニューを選択する**インセンティブ**として，野菜メニューを選択するとチケットをもらえ，チケット5枚と交換で野菜メニューが無料で提供されるサービスを取り入れた（**ナッジ**）．
	市内産野菜の試食キャンペーン	ふだん提供されている野菜をより身近に感じてもらい，家庭での野菜摂取の促進をねらって，市内産野菜の直売を食堂で行った．
評価（Check）	影響評価と結果評価	健診のタイミングを用いることで，食堂利用者だけでなく，より多くの社員のアセスメントができた．野菜摂取行動のみならず，行動変容の準備性を把握することで，プログラムの成果を体系的に評価した．
	経過評価	レジデータやチケットによる無料野菜メニューの提供頻度を経過評価に活用した．
見直し・改善（Act）	成果報告	健診時に全員に成果報告のリーフレットを配布することで，食堂をふだん利用しない人にも情報発信を行った．また，今回のプログラムがほかの事業所へも活かされるよう，保健所の特定給食施設などに向けた研修会で事例報告を行った．

5　演　習

イントロダクション

●p.96〜112で解説した3つの事例を参考に，p.114〜116に示した様式を用いて，栄養教育プログラムを作成する．

■手　順

1. p.117からの演習1〜3の情報シートを読み，どの演習を行うかを決める．情報シートに書かれていない内容は，各自で決めてよい．
2. 栄養教育プログラムのタイトルを決める．
3. 情報シートの内容から，対象者の環境と背景を箇条書きで記入する．

計画（Plan）

4. アセスメントは，主観的なものと客観的なものを考える．
5. アセスメントの結果から，課題を抽出する．
6. 課題の優先順位を考え，情報シートから，主要な課題を決定する．
7. 目標の種類別に，目標を設定する．目標設定と同時に，評価指標も考える．現状値は，情報シートに書かれた内容を参考に決める．書かれていない場合は，各自で数字を設定してよい．
8. 評価の基準を設定する．
9. 年間計画を作成する．年間計画の左の列について，数回シリーズのプログラムの場合は，月でなく，回でもよい．
10. 情報シートから，総費用を決定する．

実施（Do）

11. 年間計画からプログラムを例として一つ選び，その詳細を書く．プログラム名を決める．
12. 学習目標と実施目標のほか，場所（Where）や時間（When）など6W2Hを決める．
13. プログラムの概略をまとめる．
14. プログラム後の評価（Check）と見直し・改善（Act）を書く．プログラム途中で，評価（Check）と見直し・改善（Act）を行った場合，それぞれで書いてもよい．

評価（Check）

15. 評価における現状値も目標値は，計画（Plan）時のものを転記する．結果の数値は，話し合って決めてよい．
16. 結果の値から，目標達成（A），改善傾向（B），現状維持（C），悪化（D）のいずれかを入れる．
17. 子どもを対象とした場合などで，結果目標を設定しなかった場合は，結果目標の評価を省略してもよい．
18. 経済評価では，どの目標に対する評価を行ったか，目標の種類を入れる．

見直し・改善（Act）

19. 成果報告を，誰を対象にどのように行ったかを書く．
20. 評価（Check）の結果から，次年度どのような改善（Act）を行うかをまとめる．

プログラム作成の背景と工夫

●自分たちの立てたプログラムで，工夫した点をその背景（理由）とともにまとめる．説明するポイントとして，次のようなことがあげられる．
  ●対象者の環境や背景に基づいていたか．
  ●対象者のライフステージを考慮した内容だったか．
  ●行動変容を促す内容が入っていたか，など．

7

栄養教育プログラム

プログラム名	

対象者の環境・背景	

計画（Plan）

①アセスメント

主観的情報 →

客観的情報 →

↓

②課題抽出

↓

③優先課題決定

↓

④目標設定

目標の種類	目標 評価指標	現状値 （該当人数/母数）	目標値
結果目標		％（　/　人）	％
行動目標		％（　/　人）	％
学習目標		％（　/　人）	％
環境目標		％（　/　人）	％

評価の基準：各目標，目標達成の場合A，現状値±（　）％の改善の場合（改善傾向）B，（　）％以内の場合（現状維持）C，悪化した場合D

↓

評価（Check）

企画評価

課題抽出に必要な情報は得られたか

課題抽出は適切か

優先課題決定方法は適切か

目標設定は適切か

評価指標は設定したか

評価の基準は設定したか

⑤年間計画作成	月	内容		備考		関係者と話し合い，目標に向けて，実施可能性のある計画を立てられたか
				総費用（　　　　）円		

実施（Do）		取組例：（　）月に実施したプログラム

①プログラムの作成と実施	プログラム名：（　　　　　　　　　　　　　　　　　　　　　　　　　　　　　　　　　　　）				年間計画の目標に向けた学習目標（ねらい）とその内容になっているか
	学習目標（Why）				
	実施目標（Why）				6W2Hを考慮した内容になっているか

	回	学習形態	内容	スタッフ	経過評価の方法	経過評価の方法がプログラムに含まれているか

②プログラム実施後の経過評価（Check）と見直し・改善（Act）	経過評価（Check）と見直し・改善（Act）	終了後，スタッフと経過評価について話し合い，その結果を次に反映させたか

評価（Check）

①影響評価と 結果評価	影響評価					
	目標		現状値	目標値	結果	評価
	行動目標		%（　人）	%	%（　人）	（　　）
	学習目標		%（　人）	%	%（　人）	（　　）
	環境目標		%（　人）	%	%（　人）	（　　）

	結果評価					
	目標		現状値	目標値	結果	評価
	結果目標		%（　人）	%	%（　人）	（　　）

②総括的評価	総括的評価（影響評価と結果評価を合わせた評価）

③経済評価

経済評価（費用効果）

		（　　　　　　）目標に対する評価
総費用（円）	a	
対象者（人）	b	
改善した対象者（人）	c	
対象者1人あたり費用（円）	a/b	
費用−効果比	a/c	

④形成的評価	形成的評価（企画評価と経過評価）

⑤総合的評価	総合的評価（形成的評価と総括的評価，および経済評価）

見直し・改善（Act）

①成果報告	
②総合的評価および 成果報告のフィー ドバックからの見 直し・改善	

［プログラム作成の背景と工夫］

	項目	背景と工夫
計画（Plan）		
実施（Do）		
評価（Check）		
見直し・改善（Act）		

演習1　小集団

〈情報シート〉　地域におけるメタボリックシンドローム改善に向けた取組

主たる実施者	○○市の保健センターに勤務する管理栄養士
対象者 (ライフステージ)	50〜60歳代のメタボリックシンドローム該当者・予備軍 (成人期)
プログラム実施の場	○○市
主要な課題	就寝前の食事，飲酒頻度と量の多さ

　あなたは，○○市の保健センターに勤務する管理栄養士である．

　○○市は，人口35,000人の地方都市であり，家族経営の農家，商店街で店を構える自営業の割合が高い．○○市の国民健康保険加入率は21%で，うち特定健康診査 (特定健診) の対象となる40〜64歳の被保険者は5,000人 (約68%) である．○○市では，農産物の加工・販売促進など，地域振興に向けた取組にも力を入れており，祭りをはじめ，地元のイベントなども多く，住民同士のつながりが強いのが特徴である．

　一方，近年は高齢化が進み，脳血管疾患や糖尿病を合併する高齢者の割合の増加が新たな課題となっている．そこで市は，健康増進課が保健センターと連携し，「健康で仕事・地域活動に参加し続ける高齢者」を増やすことを目標に掲げ，50〜60歳代のメタボリックシンドローム該当者と予備軍への対策に重点を置くようになった．今年度は，保健センターの管理栄養士や保健師が中心となり，市の商工観光課とも連携して，地域振興の活動と合わせたメタボリックシンドローム予防事業の展開を計画している．今年度の国民健康保険加入者 (40〜64歳) の特定健診受診率は55% (2,750人) で，メタボリックシンドローム該当者は490人 (そのうち男性380人，女性110人) である．

　特定保健指導 (積極的支援) の対象者の特徴として，身体活動量はふつうで，お酒好きの社交的な人が多いと保健師は感じており，管理栄養士は，お酒を飲みながらダラダラと食べる人が多いことを課題に感じている．実際，メタボリックシンドローム該当者において，特定健診受診時の「標準的な質問票」の「毎日飲酒 (日本酒換算1合以上)」の割合は35% (受診者全体では12%) と高かった．また，特定健診受診者2,750人への「運動や食生活等の生活習慣を改善してみようと思いますか」という質問への回答では，前熟考期に該当する者が60%を占め，実行期・維持期の者は10%であった．

　メタボリックシンドロームの改善のために使用できる予算は，350,000円である．

7

栄養教育プログラム

〈情報シート〉　小学校における朝食摂取

主たる実施者	◇◇小学校に勤務する栄養教諭（管理栄養士）
対象者（ライフステージ）	小学校の児童（学童期）
プログラム実施の場	◇◇小学校，○○町
主要な課題	朝食欠食

　あなたは，◇◇小学校に勤務する管理栄養士免許を持つ栄養教諭である．

　◇◇小学校は，人口3万人の町にあり，町には3つの小学校がある．◇◇小学校の全校児童数は各学年2クラス50人で，300人である．学校給食は自校式である．○○町には，食育推進会議があり，町の管理栄養士や地域の食生活改善推進員らは，これまでも一緒に町の食育活動に取り組んできた（町食育推進計画の目的「食を基本とし，健全な心身を培い，豊かな人間性を町全体として育む」）．また，町では，5年に1回食生活を含む健康調査を実施している．◇◇小学校内にも，校長をリーダーとした食育推進委員会がある（◇◇小学校の学校教育目標「豊かな心を持ち，自ら学び，たくましく生きる子ども」）．

　しかしながら，保健室に来る児童の多くが，朝食を食べずに登校しているという声が養護教諭から聞かれたり，クラス担任からも，給食が好きな子もいる一方で，給食時に歩き回るなどのマナーが悪い子もいるという情報があり，児童の食生活に課題を感じる教員がいる．◇◇小学校の学校給食の食べ残し率は平均7%程度であり，他校と同程度である．そこで，◇◇小学校で独自の食生活調査を実施したところ，25%の児童が「朝食を食べない日がある」と回答し，20%の児童が「子どもだけで食事をすることが週4日以上」と回答した．また，町の健康栄養調査の結果からは，小学生の親世代の男性の約30%，および女性の約20%が朝食を欠食していることが示されている．

　小学校における朝食摂取推進プログラムに使用できる予算は，50,000円である．

演習3 食環境整備

〈情報シート〉 大学（学生食堂）

主たる実施者	管理栄養士養成施設に勤務する教員（管理栄養士）
対象者（ライフステージ）	大学生2,000人（男女各1,000人）（青年期）
プログラム実施の場	大学構内，主に，学内売店
主要な課題	男子に肥満，女子にやせが多く，全国平均と比較して適正体重の者が少ない（BMI 25.0 kg/m² 以上：男子30%，女子10%／BMI 18.5 kg/m² 未満：男子10%，女子30%／適正体重の者：全体60%，男子60%，女子60%）． ふだん朝食をほとんど食べない者の割合が高い（全体30%，男子35%，女子25%）． 学内には朝食を購入したり，喫食できる場所がない．

　あなたは管理栄養士免許を有する大学教員で，管理栄養士養成課程がある学科に所属している．

　大学は，人口10万人の市内にあり，電車の最寄り駅からスクールバスで約20分の場所にある．保健学系の私立大学で，毎年2,000人（男女それぞれ1,000人）が在籍しており，このうち県外出身者が約40%，一人暮らしの者が約60%である．大学の近隣には，飲食店やスーパーマーケット，コンビニエンスストアなどの商業施設はないため，昼食は，学生食堂の利用者が約60%，弁当持参者が約30%，学内売店利用者が約10%となっている．学生食堂は委託業者により昼食時のみ営業されており，学内売店の営業時間は11〜17時である．

　大学の事務局や，教員・職員で構成される健康管理委員会からは，管理栄養士養成課程を有する保健学系の大学であるにもかかわらず，学生食堂のメニューが健康的でないとの意見が出されている．一方，学生食堂の委託業者は，経営的観点から新しい取組は難しいと考えている．

　学生の属性として，県内遠方や県外出身者は，大学または大学最寄り駅の近辺で一人暮らしをしており，ふだん朝食をほとんど食べない者の割合は，男子35%，女子25%と全国の20歳代に比べ高い（全国平均それぞれ28%，18%）．また，男子の肥満（30%），女子のやせ（30%）も全国20歳代に比べ高い（全国平均男子25.7%，女子20.7%）．一方，管理栄養士養成課程の学生のなかには，このような課題に対し，自分たちが学んできたことを活かして貢献したいという意識の高い学生もいる．

　1年間に使用できる予算は，50,000円である．

7

栄養教育プログラム

■ 付　録 ■

栄養教育の歴史

西暦（年）	年号（年）	ことがら（赤字は社会の出来事）
1868	明治元	・明治維新
1872	5	・群馬県富岡製糸場で給食の開始
1889	22	・山形県鶴岡町の私立忠愛小学校で給食の開始（学校給食のはじまり）
1920	大正9	・国立栄養研究所の設立（初代所長：佐伯矩）
1925	14	・佐伯矩による「私立栄養学校」の設立．栄養士の養成を開始
1926	15	・栄養学校の第1回卒業生13人は「栄養技手」と称され，職に就く（栄養士の誕生）
1929	昭和4	・各地方庁に栄養士が配置され，栄養行政が展開される
1936	11	・東北6県の衛生課に国費補助による栄養士を配置
1938	13	・厚生省の設置
1945	20	・「栄養士規則」公布
		・終戦（第二次世界大戦）
1946	21	・国民栄養調査の開始
		・ララ（Lisensed Agencies for Relief in Asia；アジア救援公認団体）救援物資の贈呈
		・厚生省公衆衛生局に栄養課の設置
1947	22	・学校給食制度の開始
		・「栄養士法」公布．栄養士の定義や業務の法制化（「栄養士規則」は廃止）
		・「保健所法」公布．公衆衛生の向上及び増進のための有資格者（栄養士含む）配置を規定
		・「食品衛生法」公布
1948	23	・「医療法」公布．その施行規則に100床以上の病院で栄養士1人の配置を規定
1949	24	・第1回栄養士試験の実施
1950	25	・病院における完全給食制度の開始
		・経済安定本部「日本食品標準成分表」を発表
1952	27	・「栄養改善法」公布
1953	28	・「栄養士施行令」公布
1954	29	・「学校給食法」公布
		・「日本栄養改善学会」の設立
		・総理府「日本人の栄養基準量」「改訂日本食品標準成分表」を発表
1958	33	・厚生省「六つの基礎食品」を発表
		・「学校保健法」「調理師法」公布
		・病院における基準給食制度の開始
		・「国民健康保険法」公布
1962	37	・管理栄養士制度の開始
1963	38	・第1回管理栄養士学科試験の実施
		・科学技術庁「三訂日本食品標準成分表」を発表
1964	39	・東京オリンピック開催，国民の健康体力増強対策について閣議決定
1965	40	・「母子保健法」公布
1969	44	・厚生省「日本人の栄養所要量」を発表
1974	49	・「学校給食法」一部改正により，栄養士の配置が義務づけられる
1975	50	・厚生省「第一次改定 日本人の栄養所要量」を発表
1978	53	・昭和53年度診療報酬改定において医師の指示下での栄養士による栄養食事指導加算が認められる
		・厚生省「第一次国民健康づくり対策」の発足

西暦（年）	年号（年）	ことがら（赤字は社会の出来事）
1979	昭和54	・厚生省「第二次改定 日本人の栄養所要量」を発表
1981	56	・厚生省「六つの基礎食品」の改定を発表
1982	57	・「老人保健法」公布
		・科学技術庁「四訂日本食品標準成分表」を発表
1983	58	・男女の平均寿命が世界第1位となる
1984	59	・厚生省「第三次改定 日本人の栄養所要量」を発表
1985	60	・厚生省「健康づくりのための食生活指針」を発表
		・「栄養士法」一部改正．管理栄養士国家試験制度の開始
		・「栄養改善法」一部改正．一定の集団給食施設への管理栄養士の必置義務を規定
1986	61	・厚生省「日本人の肥満とやせの判定表」を発表
1987	62	・第1回管理栄養士国家試験の実施
1988	63	・厚生省「第二次国民健康づくり対策（アクティブ80ヘルスプラン）」を発表
1989	平成元	・厚生省「健康づくりのための運動所要量」，「第四次改定 日本人の栄養所要量」を発表
		・国立栄養研究所が国立健康・栄養研究所に改称
1990	2	・厚生省「健康づくりのための食生活指針（対象特性別）」を発表
1992	4	・厚生省「外食料理栄養成分表示店普及促進事業」を日本栄養士会に委託
1993	5	・厚生省「健康づくりのための運動指針」を発表
1994	6	・病院における基準給食制度の廃止．入院時食事療養制度の開始
		・厚生省「第五次改定 日本人の栄養所要量」，「健康づくりのための休養指針」を発表
		・「保健所法」が「地域保健法」に改正．市町村保健センターが法定化される
		・4大臣合意「今後の子育て支援のための施策の基本的方向について（エンゼルプラン）」 を発表
		・3大臣合意「高齢者保健福祉推進10ヵ年戦略の見直しについて（新ゴールドプラン）」を発表
1995	7	・「食品衛生法」及び「栄養改善法」の一部改正，栄養表示基準制度の開始
		・国民栄養調査の方法を変更（栄養摂取状況調査は世帯単位に加えて個人別に1日だけの調査に）
1996	8	・厚生省「栄養表示基準制度」を創設
		・厚生省「生活習慣病」という新たな疾病概念の導入
1998	10	・厚生省「21世紀の国民栄養調査のあり方検討会報告書」を発表
1999	11	・厚生省「第六次改定 日本人の栄養所要量」を発表，食事摂取基準の概念を新たに導入
2000	12	・「栄養士法」一部改正，管理栄養士は登録制から免許制となり，その業務内容が「傷病者に対する療養のため必要な栄養の指導等」と明確化
		・厚生省「第三次国民健康づくり運動（健康日本21）」を発表
		・厚生省・文部省・農林水産省の3省から「食生活指針」を発表
		・「介護保険法」施行（公布1997年）
		・管理栄養士国家試験の受験資格の改定（平成14年4月1日から施行）
		・科学技術庁「五訂日本食品標準成分表」を発表
2001	13	・中央省庁再編により厚生省と労働省が合併し，厚生労働省となる．健康局総務課生活習慣病対策室が栄養行政を担当する
		・保健機能食品制度の開始
2002	14	・「健康増進法」公布（「栄養改善法」廃止）
2003	15	・厚生労働省「健康づくりのための睡眠指針検討会報告書」を発表
2004	16	・厚生労働省「日本人の食事摂取基準（2005年版）」を発表
2005	17	・栄養教諭制度の開始
		・平成17年介護報酬改定において管理栄養士による栄養マネジメント加算が認められる
		・「食育基本法」公布
		・厚生労働省・農林水産省「食事バランスガイド」を発表
2006	18	・内閣府「食育推進基本計画」を発表
		・厚生労働省「妊産婦のための食生活指針」を発表
2007	19	・厚生労働省「授乳・離乳の支援ガイド」を発表
		・文部科学省「食に関する指導の手引」を発表

付録

西暦（年）	年号（年）	ことがら（赤字は社会の出来事）
2008	平成20	・平成20年度診療報酬改定において管理栄養士による栄養管理実施加算が認められる
		・厚生労働省「特定健診・特定保健指導」の開始
		・栄養ケア・ステーションの開設
		・厚生労働省「食物アレルギーの栄養指導の手引き」を発表
2009	21	・食品表示等に関する業務が厚生労働省から消費者庁へ移管
		・「学校給食法」改正
		・厚生労働省「日本人の食事摂取基準（2010年版）」を発表
2010	22	・平成22年度診療報酬改定において栄養サポートチーム加算が認められる
		・内閣府「第2次食育推進基本計画」を発表
		・文部科学省「食に関する指導の手引―第一次改訂版―」を発表
2011	23	・東日本大震災発生
2012	24	・平成24年度診療報酬改定において栄養管理実施加算は簡素化され，栄養管理が入院基本料の算定要件に包括化
		・文部科学省「日本食品標準成分表2010年版」を発表
		・厚生労働省「健康日本21（第二次）」を発表
2013	25	・厚生労働省「健康づくりのための身体活動基準2013」を発表
2014	26	・厚生労働省「日本人の食事摂取基準（2015年版）」を発表
		・厚生労働省「健康づくりのための睡眠指針2014」を発表
2015	27	・文部科学省「日本食品標準成分表2015年版（七訂）」を発表
		・一般加工食品等への栄養成分表示が義務化（食品表示法）
2016	28	・平成28年度診療報酬改定において外来・入院栄養食事指導料が増額
		・日本栄養士会が栄養の日（8月4日），栄養週間（8月1日～7日）を制定
		・農林水産省「第3次食育推進基本計画」を発表
2019	31	・文部科学省「食に関する指導の手引―第二次改訂版―」を発表
	令和元	・「食品ロスの削減の推進に関する法律（食品ロス削減推進法）」公布
		・厚生労働省「日本人の食事摂取基準（2020年版）」を発表
2020	2	・新型コロナウイルス感染症の拡大
		・文部科学省「日本食品成分表2020年版（八訂）」を発表
2021	3	・厚生労働省「妊娠前からはじめる妊産婦のための食生活指針～妊娠前から健康なからだづくりを～」を発表
		・令和3年度介護報酬改定において栄養ケア・マネジメントが強化される
		・東京2020オリンピック・パラリンピック競技大会開催
		・東京栄養サミット2021開催

■　東京栄養宣言

- ●「栄養サミット」は，地球規模の栄養課題に対する国際的コミットメントを得ることを目的とし，2012年のロンドンオリンピック・パラリンピック競技大会を契機に英国で開催されたのがはじまりである．2021年，オリンピック・パラリンピック競技大会が東京で開催されたことに合わせて，12月7～8日，日本政府の主催により東京栄養サミット2021が開催された（国内の参加者は対面，海外の参加者は全面的にオンライン）．
- ●この東京栄養サミットにおいて発表され議論された成果は，東京栄養宣言（グローバルな成長のための栄養に関する東京コンパクト）として発出された．

東京栄養宣言（コンパクト）（骨子）

- ●健康で生産的な生活には良好な栄養が必要．誰一人として取り残されてはならない．栄養は個人の健康と福祉の基礎であり，持続可能な開発と経済成長の基盤．
- ●多くの国が「栄養不良の二重負荷」に苦しむ．新型コロナにより，子どもの栄養不良が増加．
- ●健康な食事と栄養改善への公平なアクセス達成に向けて団結する．2030年までに栄養不良を終わらせるため，以下5つのテーマにわたって栄養に関する更なる行動をとることにコミットする．

1．（健康）栄養のユニバーサル・ヘルス・カバレッジ（UHC）への統合
保健システム強化が栄養不良改善に不可欠．UHC達成は栄養不良を終わらせるために最も重要．UHCにおける栄養の主流化に向け，質が高く，手頃な栄養サービスの提供を視野に，保健システム強化のための行動を取ることにコミット．
2．（食）健康的な食事の推進と持続可能な食料システムの構築
栄養を確保する強固な食料システムを構築する必要がある．栄養価の高い食品へのアクセス改善にコミット．食料システムは，気候に配慮した投資の拡大や科学技術等の活用を通じ，気候変動に適応すべき．
3．（強靱性）脆弱な状況や紛争下における栄養不良に対する効果的な取組
世界の飢餓の60%が脆弱性や紛争に影響された地域で発生．良好な栄養は人々とコミュニティの存続の中核．栄養に加え，保健，社会保障，水と衛生，教育，農業等の強靱なシステムが必要不可欠．
4．（説明責任）データに基づく説明責任の促進
コミットメントをモニターし，更なる行動を促進するため，栄養説明責任フレームワークを立ち上げ．透明性の向上と，データに基づく説明責任の強化にコミット．
5．（財源）栄養の財源への新たな投資の動員
栄養への投資が重要．国内外の資金による持続可能な方法での資金調達が必要．新たな資金パートナーや民間資金投資，革新的資金調達を含む全ての行動を歓迎．

⇒多様なステークホルダーとパートナーによる大胆な新しいコミットメントを歓迎．アドバイザリーグループの包摂性を歓迎．次回栄養サミットへの期待を表明．

【用語解説】　コミット：約束する，責任をもつ．**ユニバーサル・ヘルス・カバレッジ**（universal health coverage；UHC）："すべての人が適切な予防，治療，リハビリ等の保健医療サービスを，支払い可能な費用で受けられる状態"．**コミットメント**：かかわり合い．**フレームワーク**：体制，組織．**パートナー**：仕事をともにする相手．**ステークホルダー**：取組に対し利害関係が生じる人（地域社会なども含む）．**アドバイザリーグループ**：顧問団．**包摂性**：多様性を受け入れること．

付録

栄養バランスを教えるための栄養教育ツール

■ 三色食品群

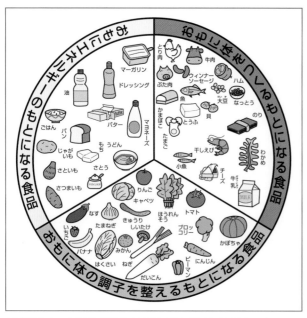

（文部科学省．食生活学習教材（小学校高学年用）「食生活を考えよう」より．
http://www.mext.go.jp/a_menu/shotou/eiyou/06050810/001.pdf）
この教材では，「三色食品群」は「3つのグループ」と表現されている．

- 食べ物を，含まれる栄養素の働きから，「赤色」「黄色」「緑色」の3つの食品群に分類したもの．
- 「赤色」は，肉，魚，卵，牛乳・乳製品，大豆などで「体をつくるもとになる食品」，「黄色」はご飯・パン・めん類，いも類，砂糖・油などで「エネルギーのもとになる食品」，「緑色」は，野菜，果物，きのこ類，海藻などで「体の調子を整える食品」である．分類の仕方が簡単でわかりやすいことから学校給食の献立表などにも使われている．
- 「栄養3色（3つの食品群）運動」の歴史は古く，1952年に広島県庁の岡田正美技師が提唱したのが始まりであるとされる．考案された当時，「3色旗で栄養バランスのとれた買い物を支援！」として，米屋には黄色，八百屋には緑色，魚・肉・豆腐屋には赤色と，店の前にそれぞれの色の旗を立ててもらい，3色がそろうように買い物をすると栄養バランスがとれると呼びかけていた（「第59回全国栄養教諭・学校栄養職員研究大会 in 広島」の資料より）．

■ 五大栄養素

五大栄養素の種類と働き

　食べ物はいろいろな食品でできています。その食品には、体に必要な栄養素がふくまれていますが、1つの食品だけで必要な量をとることはできません。このため、いろいろな食品を組み合わせて食べることが大切です。
　栄養素には、炭水化物、脂質、たんぱく質、無機質、ビタミンがあり、これらを「五大栄養素」といいます。

体の中でのおもな働き

炭水化物……おもにエネルギーになる働きがある。
脂質…………おもにエネルギーになる働きがある。
たんぱく質…筋肉などの体をつくる働きがある。
無機質………おもに体の調子を整えたり、骨や歯など体をつくったりする働きがある。
ビタミン……おもに体の調子を整える働きがある。

　食品は、その中にふくまれる栄養素の体内でのおもな働きにより3つのグループに分けられます。今日の給食に入っている食品をそれぞれのグループに分けてみましょう。

（例）
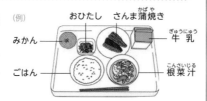
みかん　おひたし　さんま蒲焼き　牛乳
ごはん　根菜汁

おもにエネルギーのもとになる食品のグループで、炭水化物や脂質が多くふくまれます。 （例）米、油	おもに体をつくるもとになる食品のグループで、たんぱく質や無機質（カルシウムなど）が多くふくまれます。 （例）さんま、豆腐、牛乳	おもに体の調子を整えるもとになる食品のグループで、ビタミンや無機質が多くふくまれます。 （例）ごぼう、大根、にんじん、ねぎ、小松菜、もやし、みかん

- 小学校高学年の教材として、「五大栄養素の種類と働き」を、食品の「3つのグループ」と関連づけて教えている（文部科学省）。

教材（児童用・指導者用）ダウンロードURL
http://www.mext.go.jp/a_menu/shotou/eiyou/syokuseikatsu.htm

左図出典：文部科学省．児童用（高学年）．小学生用食育教材「たのしい食事つながる食育」．平成28年2月．p.19より．

■　六つの基礎食品

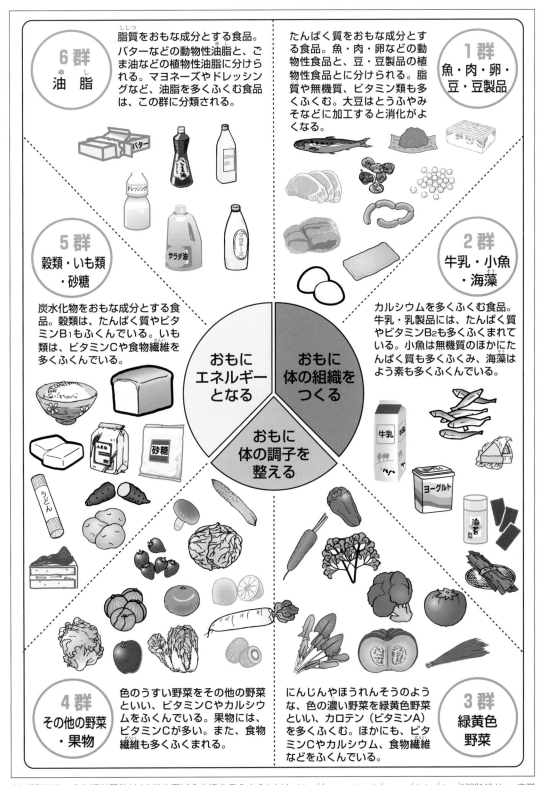

6群　油脂
脂質をおもな成分とする食品。バターなどの動物性油脂と、ごま油などの植物性油脂に分けられる。マヨネーズやドレッシングなど、油脂を多くふくむ食品は、この群に分類される。

1群　魚・肉・卵・豆・豆製品
たんぱく質をおもな成分とする食品。魚・肉・卵などの動物性食品と、豆・豆製品の植物性食品とに分けられる。脂質や無機質、ビタミン類も多くふくむ。大豆はとうふやみそなどに加工すると消化がよくなる。

5群　穀類・いも類・砂糖
炭水化物をおもな成分とする食品。穀類は、たんぱく質やビタミンB₁もふくんでいる。いも類は、ビタミンCや食物繊維を多くふくんでいる。

2群　牛乳・小魚・海藻
カルシウムを多くふくむ食品。牛乳・乳製品には、たんぱく質やビタミンB₂も多くふくまれている。小魚は無機質のほかにたんぱく質も多くふくみ、海藻はよう素も多くふくんでいる。

おもにエネルギーとなる

おもに体の組織をつくる

おもに体の調子を整える

4群　その他の野菜・果物
色のうすい野菜をその他の野菜といい、ビタミンCやカルシウムをふくんでいる。果物には、ビタミンCが多い。また、食物繊維も多くふくまれる。

3群　緑黄色野菜
にんじんやほうれんそうのような、色の濃い野菜を緑黄色野菜といい、カロテン（ビタミンA）を多くふくむ。ほかにも、ビタミンCやカルシウム、食物繊維などをふくんでいる。

付録

〔文部科学省．食生活学習教材（中学生用）「食生活を考えよう」より．http://www.mext.go.jp/a_menu/shotou/eiyou/1288146.htm，中学生用教材分割版〈2〉〕

● 栄養成分の類似している食品を6つに分類したもの．食品の「3つのグループ」とも関連している（中心円の色）．バランスよく栄養を摂取するために，食品をどのように組み合わせて食べれば良いかを，誰もがわかるように具体的に示したもの．
● 1981（昭和56）年厚生労働省（当時は厚生省）より　「栄養教育としての『六つの基礎食品』の普及について」という文書で通知され，普及が始まった．

■ 食事バランスガイド

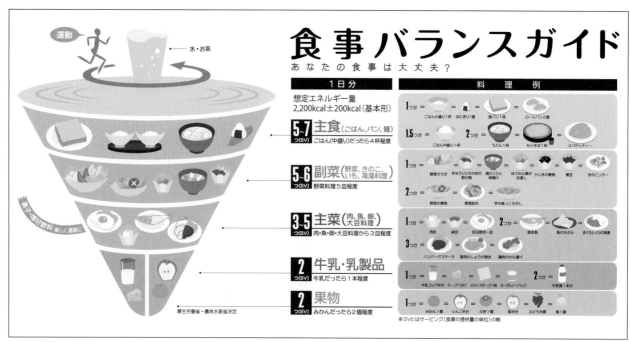

(厚生労働省．http://www.maff.go.jp/j/balance_guide/ より)

- 厚生労働省と農林水産省の共同で，2005（平成17）年に策定された．
- 望ましい食生活についてのメッセージを示した「食生活指針」を具体的な行動に結びつけるものとして，
  1日に「何を」「どれだけ」食べたらよいかの目安をわかりやすくイラストで示したもの．
    印刷用（食事バランスガイド）
        http://www.maff.go.jp/j/balance_guide/attach/pdf/index-2.pdf
    教材（食事バランスガイドを活用したライフステージ別教材）
        http://www.maff.go.jp/j/balance_guide/b_sizai/kaisetusyo.html
- 地域版を作成している自治体も数多くあり，郷土色豊かな内容となっている．

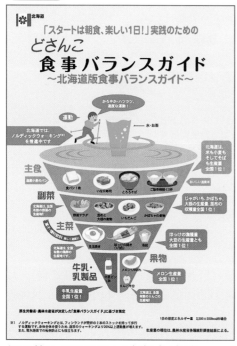

(https://www.pref.hokkaido.lg.jp/hf/kth/kak/tkh/framepage/dbaransugaido.html より)

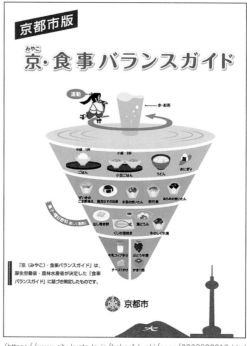

(https://www.city.kyoto.lg.jp/hokenfukushi/page/0000039019.html より)

■　妊娠前からはじめる妊産婦のための食生活指針

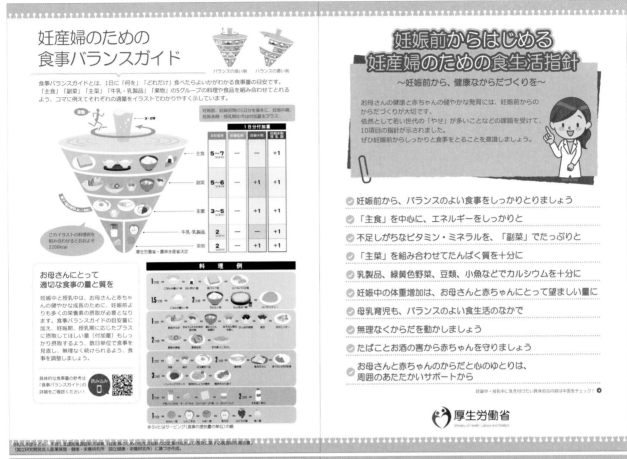

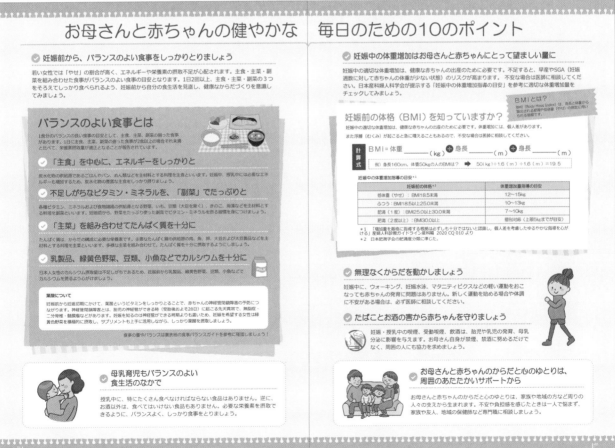

（妊娠前からはじめる妊産婦のための食生活指針〈令和3年3月〉．https://www.mhlw.go.jp/seisakunitsuite/bunya/kodomo/kodomo_kosodate/boshi-hoken/ninpu-02.html）

■ 海外のフードガイド

アメリカ合衆国 (The United States of America)

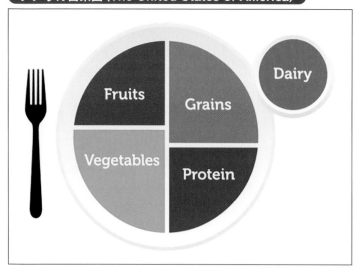

（https：//www.myplate.gov/ より）

名称：MyPlate（マイプレート）

- USDA（アメリカ合衆国農務省）とHHS（保健福祉省）が作成した，健康的な食事パターンを実践するためのイラスト型の食生活指針.
- 食卓に置かれた皿とコップに，赤（果物），緑（野菜），紫（たんぱく質），茶（穀物），青（乳製品）で色分けされた食品群が示され，それぞれの面積で望ましいバランスが直観的に理解できる.

カナダ (Canada)

名称：Canada's food guide（カナダのフードガイド）

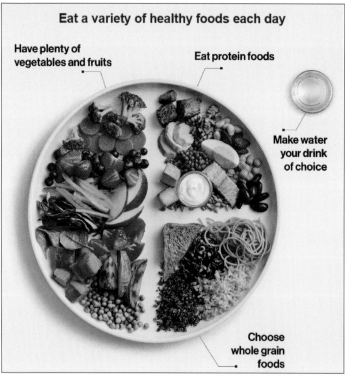

- Health Canada（カナダ保健省）が作成したフードガイド.「多種の健康的な食品を毎日食べましょう」がスローガン.

（画像はすべて https://food-guide.canada.ca/en/ より）

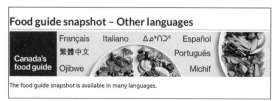

移民が多い国なので，多言語で紹介されている.

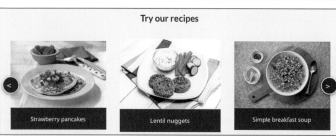

レシピも一緒に紹介されている.

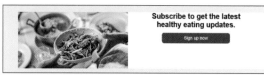

登録すれば，健康な食べ方の情報を受け取れる.

付録

■ ポップ（POP）の例

● 野菜売り場の陳列棚に貼る例：来店者の目に触れ，邪魔にならないサイズ（A5判）で作成．

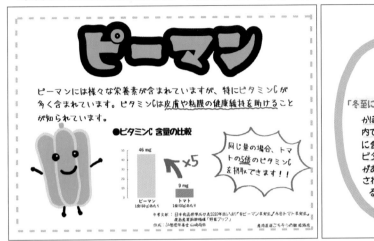

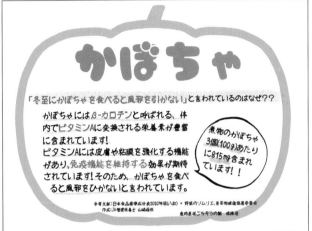

● レシピの紹介：左右を両面印刷し，持ち帰りに邪魔にならないサイズ（写真L判）で作成．

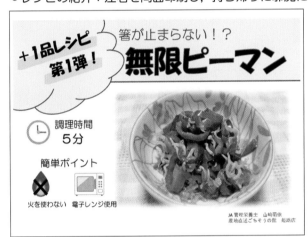

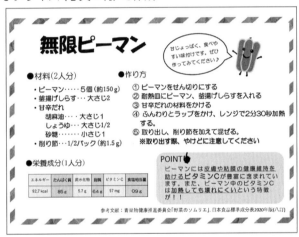

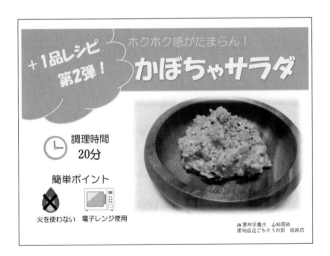

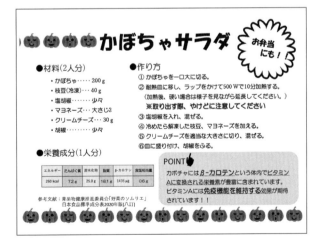

（画像はすべて兵庫県立大学食環境栄養課程・山﨑萌依さん作成）

演習の解答例

演習1の解答例　地域におけるメタボリックシンドローム改善に向けた取組

対象者の環境・背景	○○市（人口35,000人）は地方都市で，家族経営の農家や商店街で店を構える自営業の割合が高い． 市では，農産物の加工・販売促進など，地域振興の取組にも力を入れている． 一方，高齢化が進んでおり，脳血管疾患や糖尿病を合併する高齢者の割合が増加している． 「健康で仕事・地域活動に参加し続ける高齢者」を増やすことを目標に掲げ，50〜60歳代のメタボリックシンドローム該当者・予備軍への対策にも重点を置いている． 今年度は，保健センターの管理栄養士や保健師が中心となり，市の商工観光課とも連携して，地域振興の活動と合わせたメタボリックシンドローム予防事業の展開を検討している．

計画（Plan）

①アセスメント		評価（Check）
主観的情報	管理栄養士→特定保健指導の対象者は，お酒を飲みながらダラダラと食べる人が多い． 保健師→特定保健指導の対象者は，身体活動量はふつうで，お酒好きの社交的な人が多い． 商工観光課→市民の「食」や「お酒」に対する興味・関心は高く，地域振興の軸の一つになっている．	**企画評価** 課題抽出に必要な情報は得られたか
客観的情報	①国民健康保険加入者（40〜64歳）の特定健診受診者（以下，受診者．2,750人）のうち，メタボリックシンドローム該当者は490人で，そのうち男性は380人（78％）であった． ②特定健診受診時の「標準的な質問票」の回答のうち，「毎日飲酒（日本酒換算1合以上）」の割合は受診者全体12％（330/2,750人），メタボリックシンドローム該当者35％（172/490人）と，メタボリックシンドローム該当者で高かった． 受診者全体のうち，「運動や食生活等の生活習慣を改善してみようと思いますか」の回答で前熟考期に該当する者の割合が60％（1,650/2,750人）であった．	

②課題抽出	課題1　メタボリックシンドローム該当者は，男性の割合が高い（約80％）を占める 課題2　飲酒の頻度が高く，量が多い 課題3　受診者の多くが健康的な生活習慣に対し，関心が低い（前熟考期の該当者が60％）	課題抽出は適切か

③優先課題決定	「飲酒」をしながら食べるため，食事摂取量も多い可能性が高い． 「飲酒」は，BMIをはじめ，メタボリックシンドローム診断基準の各指標（血糖値，脂質異常，血圧）との関連も明らかで，行動変容により，これらの改善が期待される． 社交的な場で，飲酒する者が多いことから，環境整備も必要である．	優先課題決定方法は適切か

④目標設定

目標の種類	目標 評価指標	現状値 （該当人数/母数）	目標値
結果目標	メタボリックシンドローム該当者の割合を減らす 評価指標：次年度特定健診の結果	18％（490/2,750人）	12％
行動目標*	毎日1合以上飲酒する者の割合を減らす 評価指標：特定健診受診時の「標準的な質問票」の結果	35％（172/490人） 12％（330/2,750人）	25％ 6％
学習目標	運動や食生活等の生活習慣に対する行動変容段階の「前熟考期」の割合を減らす 評価指標（方法）：特定健診受診時の「標準的な質問票」の結果	60％（1,650/2,750人）	40％
環境目標	「健康飲酒」応援店舗を増やす 評価指標：「健康飲酒」応援店舗の登録数	0％（0/100店舗）	20％

目標設定は適切か

評価指標は設定したか

評価の基準は設定したか

＊：行動目標の現状値，上段はメタボリックシンドローム該当者，下段は受診者全体
評価の基準：結果目標は，目標達成の場合A，現状値−3％以上の改善の場合（改善傾向）B，−3％未満の改善の場合（現状維持）C，悪化した場合D．そのほかの目標は，目標達成の場合A，現状値±5％以上の改善の場合B，±5％未満の改善の場合（現状維持）C，悪化した場合D

⑤年間計画作成					関係者と話し合い，目標に向けて，実施可能性のある計画を立てられたか
	月/回	内容		備考	
	7〜8月	「健康飲酒*1」アンバサダー養成プログラム（メタボリックシンドローム該当者に参加を募集）	「健康飲酒」応援メニュー＆ドリンクコンテスト募集（市内各地に貼付するポスター，市報，自治会，保健センターなどで広報）	*1 健康飲酒：毎日1合以上の飲酒をしないこと． プログラム期間中（9〜2月），プログラム参加者（希望者のみ）は，飲酒以外の健康管理（自身の課題を含む）について，各回中，または電話で，保健師・管理栄養士に個別で相談できる体制をとる *2 セルフモニタリングシート：飲酒行動や体重・腹囲の経過などを記録するもの	
	9月（第1回）	アンバサダー養成の目的の説明，「健康飲酒」の必要性に関する講話，「健康飲酒」実施に向けた方策のディスカッション，「健康飲酒」宣言，セルフモニタリングシート*2の配布・説明			
	10月（第2回）	「健康飲酒」を実施したメリットとデメリットの発表とディスカッション			
	11月（第3回）	アンバサダーとしての役割の説明と，内容のディスカッション	「健康飲酒」応援店舗募集（アルコールなしでも楽しめる「健康飲酒」応援メニューやドリンクを提供する，1合以下の飲酒を守った人に次回来店時使えるクーポンを配布する）		
	1月	アンバサダーが，応援店舗を取材し，所在地（MAP）を含めた店舗紹介を行う．冊子やポスター，および市のホームページで紹介	コンテストの開催 応援店舗となった店舗責任者が審査員となり，投票．投票によって入賞したメニューは店舗で提供	プログラム開催　30,000円 応援店舗紹介冊子作成・印刷，ホームページの立ち上げ　200,000円 コンテスト開催　100,000円 応援店舗の目印シール，クーポンの印刷など　20,000円 総費用　350,000円	
	2月	アンバサダー交流会（アンバサダーとしての活動紹介と活動にあたっての悩みの共有）			

実施（Do）	取組例：「健康飲酒」アンバサダー養成プログラム

①プログラムの作成と実施	プログラム名：健康飲酒で，充実した夕食の楽しみ方を考えよう！		年間計画の目標に向けた学習目標（ねらい）とその内容になっているか 6W2Hを考慮した内容になっているか
	学習目標（Why）	メタボリックシンドローム該当者を減らすことを目的に， ● 毎日1合以上の飲酒をしないこと（健康飲酒）の「重要性」を理解する者―100% ● 健康飲酒する「自己効力感」がある者―80%以上 評価指標：事後質問紙調査で，重要性と自己効力感を尋ねる	
	実施目標（Why）	● プログラム参加者の定員（20人）を集める ● 全プログラム（3回）に出席する者の割合を90%以上にする	
	対象（Whom）	市の国民健康保険加入者で，メタボリックシンドローム該当者（積極的支援該当者）のうち，本プログラムに参加を希望し，申請した者	
	実施時期（When）	9〜11月の月1回（計3回）と2月の交流会（1回），90分/回	
	実施場所（Where）	市の商工会議所の講義室	
	スタッフ（支援者）（Who）	市の保健センター管理栄養士，保健師	
	実施内容（What）	モデルとなる意識の高い者を，グループディスカッションを中心としたプログラム（ピアサポート，グループカウンセリングの活用）で，行動変容を促す（グループダイナミクスの活用）．そして，その者をアンバサダーと任命し，同じように行動変容をする者を発掘，支援する役割を与える（モデリングの活用）．その結果を交流会のなかで発表したり，応援店舗の取材を依頼したりすることで，アンバサダーの行動変容の維持もねらう（セルフヘルプグループへの発展）	

付録

131

	コンセンサスを得る方法 (How)	市の健康増進課で，特定健診・特定保健指導の年間計画 (案) を立案→関連部署 (商工観光課) に協力依頼・合意→予算委員会に提出・決裁
	募集方法 (How)	7〜8月に，特定健診実施 (4〜6月) の結果と合わせ，メタボリックシンドローム該当者に郵送でプログラムを案内し，参加者を募る
	予算 (How much)	350,000円
	事前準備	講演のスライドと資料，グループディスカッション (ブレイン・ストーミング) の模造紙・付箋，「健康飲酒」宣言書，アンバサダー認定書

回	学習形態	内容	スタッフ	経過評価の方法
1 (9月)	小集団	●受付，グループごとに着席，事前調査 (10分) ●アンバサダー養成の目的の説明，「健康飲酒」の重要性について講話 (30分) ●「健康飲酒」の実施に向けた方策についてグループでの話し合い，宣言書の記入と宣言 (30分) ●セルフモニタリングシートの配布・説明 (10分) ●事後調査と次回の案内 (10分)	管理栄養士 保健師	①参加者人数 ②事前調査 ③事後調査
2 (10月)	小集団	●受付，グループごとに着席 ●グループ内で「健康飲酒」行動の発表 (20分) ●実施が難しかった場面とその対策について，グループでの話し合い (30分) ●話し合いの全体共有 (20分) ●次回までの目標設定と総括 (10分) ●事後調査と次回の案内 (10分)	管理栄養士 保健師	①参加者人数 ②事後調査
3 (11月)	小集団	●受付，グループごとに着席 ●アンバサダーの役割についての説明 (20分) ●アンバサダーの活動内容についてグループでの話し合い (30分) ●話し合いの全体共有と総括 (30分) ●事後調査と交流会の案内 (10分)	管理栄養士 保健師	①参加者人数 ②事後調査
交流会 (2月)	小集団	●受付，グループごとに着席 ●交流会の目的 (5分) ●アンバサダーの活動成果について，グループでの話し合い (40分) ●話し合いの全体共有 (20分) ●アンバサダーのこれからについて (20分) ●事後調査 (5分)	管理栄養士 保健師	①参加者人数 ②事後調査

右側欄外：経過評価の方法がプログラムに含まれているか

②プログラム実施後の経過評価 (Check) と見直し・改善 (Act)

経過評価 (Check) と見直し・改善 (Act)

プログラムに参加申請した者は14人で，目標の20人に達しなかった (目標に対する割合：70%)．しかし，熱心な者が集まったことから，全プログラム (3回) に出席した割合は100%であった．

「健康飲酒」の重要性は，事前・事後調査ともに参加者全員が「とても重要」と回答した一方で，自己効力感は，第1回の事前調査では，自信が「とてもある」「ある」と回答した者は0人であった．しかし，2月の交流会では12人 (86%) に増えた．また，「健康飲酒」を6か月継続できた者は9人 (64%) であった．

これらの結果から，学習目標は達成し，プログラム内容は適切であったといえる．しかし，参加者が募集人数に達しなかったことから，郵送でのプログラム案内だけでなく，会合などの機会を使って直接呼びかけるなどの方法も必要であるといえる．また，行動変容段階の「維持期」に達していない者もいるため，今後セルフヘルプグループに発展させるなど，行動変容を維持する支援が必要である．

右側欄外：各回終了後，スタッフと経過評価について話し合い，その結果を次に反映させたか

評価 (Check)

①影響評価と結果評価

影響評価

目標		現状値	目標値	結果	評価
行動目標*	毎日1合以上飲酒する者の割合を減らす	35% (172/490人) 12% (330/2,750人)	25% 6%	30% (147/490人) 7% (200/2,750人)	改善傾向 (B) 改善傾向 (B)
学習目標	運動や食生活等の生活習慣に対する行動変容段階の「前熟考期」の割合を減らす	60% (1,650/2,750人)	40%	50% (1,375/2,750人)	改善傾向 (B)
環境目標	「健康飲酒」応援店舗を増やす	0% (0/100店舗)	20%	20% (20/100店舗)	目標達成 (A)

＊：行動目標の上段はメタボリックシンドローム該当者，下段は受診者全体

結果評価

目標		現状値	目標値	結果	評価
結果目標	メタボリックシンドローム該当者の割合を減らす	18% (490/2,750人)	12%	14% (385/2,750人)	改善傾向 (B)

②総括的評価

総括的評価

環境目標は達成，行動目標・学習目標・結果目標も改善傾向がみられた．

③経済評価

経済評価 (費用効果)　※目標設定時に用いた対象 (特定健診受診者) を対象者として計算する

		結果目標に対する評価	行動目標に対する評価
総費用 (円)	a	350,000	350,000
対象者 (人)	b	2,750	2,750
改善した対象者 (人)	c	105 (490人－385人)	130 (330人－200人)
対象者1人あたり費用 (円)	a/b	127 (350,000円/2,750人)	127 (350,000円/2,750人)
費用-効果比	a/c	3,333 (350,000円/105人)	2,692 (350,000円/130人)

④形成的評価

形成的評価 (企画評価と経過評価)

プログラムについては，参加募集人数には達しなかったが，参加者全員が全回に参加したため，内容もおおむね計画通りに遂行できた．
グループディスカッションやアンバサダーの活動を通して，グループダイナミクスも生まれ，セルフヘルプグループに発展する可能性が高い．
「健康飲酒」応援メニュー＆ドリンクコンテストには，100を超える応募があった．
一方，管理栄養士の人数が少ないなか，2つの事業を並行して進めるのは負担が大きかった．

⑤総合的評価

総合的評価 (形成的評価と総括的評価，および経済評価)

コンテストの審査員を応援店舗の責任者とすることで，環境目標が達成できた．また，結果目標・学習目標が改善傾向にあることから，継続して行うことで，メタボリックシンドローム該当者の割合も減っていくと考えられる．一方で，継続して行うためには，管理栄養士などの実施者の負担を減らす検討をする必要がある．

見直し・改善 (Act)

①成果報告

プログラム参加者への報告：体重・腹囲の経過 (セルフモニタリングシート) に評価コメントをつけ，2月の交流会で渡す．
受診者への報告：今年度の取組と成果をリーフレットにまとめ，特定健診の場で配布する．
市の健康増進課への報告：報告書を作成し，次年度のプログラム企画案もあげる．
社会への発信：①応援店舗で提供されているメニューとドリンクを市の広報誌で紹介，②学会や論文 (実践報告) にて，プログラムの内容・結果・評価について報告．

②総合的評価および成果報告のフィードバックからの見直し・改善

メタボリックシンドローム該当者の割合や健康飲酒の割合は，目標達成に至らなかったが，これらは，今回のプログラムに参加していない対象者も含まれるなかでの結果であり，取組の成果はあったと考察できる．次年度に向けた見直し・改善を以下の通り整理した．
●アンバサダー1期生に，次回のプログラムの一部を手伝ってもらう．そのためにマニュアル化をはかる．
●「健康飲酒」応援メニュー＆ドリンクコンテストは，商工観光課が主催となるよう交渉する．1回目で登録した店舗の売上が伸びたかの調査が必要である．
●応援店舗にも協力してもらい，冊子やポスターによって健康飲酒の普及を進め，健康情報にアクセスしやすい環境整備を進める．

付録

［プログラム作成の背景と工夫］

	項目	背景と工夫（太字は活用した理論など）		
計画（Plan）	目標設定	専門職の主観的評価による課題と，実際の調査データに基づき，当該地域の実情に沿った目標を設定した．		
	年間計画	地域における取組であることから，教育的アプローチだけでなく，食環境整備も含めたプログラムとした．		
		取組	**プログラム内容での工夫**	
		「健康飲酒」アンバサダー養成プログラム	「健康飲酒」を広めることをねらって，参加者をアンバサダーとして任命したこと グループディスカッションや応援店舗の取材など参加者の主体的な活動を取り入れたこと	
		「健康飲酒」応援メニュー＆ドリンクコンテスト	審査員として店舗責任者に入ってもらったこと 入賞したメニュー＆ドリンクは実際店舗で提供されるようにしたこと	
実施（Do）	「健康飲酒」アンバサダー養成プログラム	管理栄養士による講話は最低限とし，**グループディスカッション（グループカウンセリング）**を中心とした内容にすることで，**グループダイナミクス**をねらった．さらに，修了者をアンバサダーとし，「健康飲酒」を広める役割を与え，これから実施しようとする人たちのサポートにまわるようにした．これは**モデリング**，**ピアサポート**の活用だけでなく，本人の行動変容の維持もねらった．また，地域のつながりが強いことを活かし，応援店舗を取材してもらった．		
	「健康飲酒」応援メニュー＆ドリンクコンテスト	コンテスト応募者のモチベーションをあげるため，入賞メニュー＆ドリンクが実際に店舗で提供されるようにした．店舗責任者には審査員になってもらい，店舗の宣伝にもつなげ，互いのメリットがあるようにした．応援店舗紹介の冊子をつくることを通し，プログラムと連動させた．		
評価（Check）	影響評価	メタボリックシンドローム（結果目標）や健康飲酒（行動目標）の改善には時間がかかると予想されたことから，学習目標と環境目標を設定した．特に，環境目標については，評価のしやすさから応援店舗登録数とした．		
見直し・改善（Act）	社会への発信	応援店舗で提供されているメニューとドリンクの紹介を市の広報誌上で行った．取材をアンバサダーに依頼したことで，アンバサダーの意識向上だけでなく，店舗にとっても新規顧客獲得や宣伝につながることから，店舗側も快く引き受けてくれた．		

演習2の解答例　小学校における朝食摂取推進プログラム

対象者の環境・背景	○○町（人口3万人）に小学校は3校あり，共働き家庭が多い．町には管理栄養士がおり，食育推進会議のメンバーと協議しながら町の食育を進めている．この会議には，各小学校の栄養教諭・栄養士や，食生活改善推進員も委員として参加している． 町食育推進計画の目的：食を基本とし，健全な心身を培い，豊かな人間性を町全体として育む． ◇◇小学校全校児童数：300人（1学年2クラス，50人），自校式給食，栄養教諭配置校． ◇◇小学校教育目標：豊かな心を持ち，自ら学び，たくましく生きる子ども．

計画（Plan）

①アセスメント		評価（Check）
主観的情報	養護教諭→保健室に来る児童の多くが，朝食を食べずに登校している． 担任→給食時の歩き回りなどマナーが悪い子がいる反面，食べることが好きな子も多い．	**企画評価** 課題抽出に必要な情報は得られたか
客観的情報	調査データ→1）児童の25%が「朝食を食べない日がある」と回答．2）児童の20%が「子どもだけで食事をすることが週4日以上」と回答（食生活調査）．3）学校給食の食べ残しは，平均すると7%程度である（小学校残菜調査）．4）小学生の親世代では男性の約30%，女性の約20%が朝食を欠食（町の健康調査）．	

②課題抽出	課題1　保健室に来る児童の多くが朝食を食べていない 課題2　食事のマナーが悪い 課題3　児童の4人に1人が「朝食を食べない日がある」と回答している 課題4　児童の5人に1人が子どもだけで食事をする家庭環境にある 課題5　小学生の親世代に20～30%の朝食欠食者がいる	課題抽出は適切か

③優先課題決定	抽出した5つの課題のうち3つが朝食に関係している．成人の朝食欠食者の6%が小学生で欠食が始まったという報告がある（平成21年国民健康・栄養調査）．保護者に対する働きかけをすることで，共食の推進（課題4の解決）にもつながると考えられる．食事のマナーの課題もあるが，優先順位としては，朝食欠食の課題を取り上げるほうが妥当である．	優先課題決定方法は適切か

④目標設定

目標の種類	目標 評価指標	現状値 （該当人数/母数）	目標値	（評価）
結果目標	保健室に来る児童（延べ人数）を減らす 評価指標：養護教諭による記録	33%（100/300人）	25%	目標設定は適切か 評価指標は設定したか
行動目標	朝食を欠食する児童を減らす 評価指標：「朝食を食べない日がある」と回答する児童数	25%（75/300人）	20%	
学習目標	朝食を食べることは大切だと思う児童を増やす 評価指標：朝食を食べることは「とても大切」「大切」と回答する児童数	70%（210/300人）	90%	
	朝食を毎日食べる自信がある児童を増やす 評価指標：朝食を毎日食べる自信が「とてもある」「ある」と回答する児童数	60%（180/300人）	70%	
環境目標	朝食を児童と一緒に食べる家庭を増やす 評価指標：「週に3日以上」朝食を家族と一緒に食べると回答する児童数	60%（180/300人）	70%	

評価の基準：各目標，目標達成の場合A，現状値±3%以上の改善の場合（改善傾向）B，±3%未満の改善の場合（現状維持）C，悪化した場合D

各目標は，校内の食育推進委員会で話し合って作成

評価の基準は設定したか

付録

⑤年間計画作成	月	内容	備考	関係者と話し合い，目標に向けて，実施可能性のある計画を立てられたか
	4〜5月	全校児童朝礼での校長の講話，食育だより，朝食強化週間の実施	年間を通して ●保健室に来た児童に個別指導 ●毎月，食育だよりを発行 ●朝食強化週間（毎月第一週目）の実施（朝の会，給食時間を使ったショートの授業，セルフモニタリング）	
	6月	養護教諭による健康と朝食の授業		
	7〜8月	夏休みの宿題（朝食メニューの考案，朝食セルフモニタリング），町と小学校の共同で，夏休みに朝食教室を開催		
	9〜10月	朝食メニューコンテストの開催		
	11〜12月	朝食をテーマとした保護者会の開催，朝食レシピ集の発行		
	1〜2月	調査実施		
	3月	校内での報告会，保護者と地域に向けた成果の発信	総費用　50,000円	

実施（Do）	取組例：8月に実施した朝食教室

①プログラムの作成と実施	プログラム名：めざまし料理店にようこそ！ みんなでつくろう「めざまし朝ごはん」				年間計画の目標に向けた学習目標（ねらい）とその内容になっているか 6W2Hを考慮した内容になっているか
	学習目標（Why）	朝食摂取と健康との関連を理解している児童の増加，朝食準備のスキルを習得している児童の増加 評価指標：おさらいクイズの回答，質問紙調査（児童対象）			
	実施目標（Why）	定員36人の参加者を集める．継続率を90％以上にする 評価指標：参加率（参加数/申込数），継続率（2回とも参加したか）			
	対象者（Whom）	町立小学校（2校）の4〜6年生約300人のうち，参加を希望する児童			
	実施期間・頻度（When）	8月，2回/1か月，2時間/回			
	実施場所（Where）	○○町保健センター栄養指導室，健康教育室			
	スタッフ（支援者）（Who）	○○町管理栄養士，小学校の栄養教諭，○○町食生活改善推進員			
	スタッフ研修（Who）	7月中にスタッフでメニューと教材づくり，栄養教育のリハーサルを行う			
	実施内容（What）	バランスのとれた朝食バイキング形式を活用（詳細は下記参照）			
	コンセンサスを得る方法（How）	校内の食育推進委員会で発案→ 企画書作成→ 委員会内で承諾を得る			
	募集方法（How）	夏休み前に児童を通じて教室案内チラシを家庭に配布し，参加者を募る（定員36人）			
	予算（How much）	18,000円（教材費，郵送代）．調理実習材料費は自己負担（500円/回）			

回	学習形態	内容	スタッフ	経過評価の方法	経過評価の方法がプログラムに含まれているか
1	教室	受付，あいさつ，スタッフ紹介，自己紹介 学習① めざまし料理店のひみつ（第1話） 実習① みんなでつくろう「めざまし朝ごはん」	栄養教諭 管理栄養士 食生活改善推進員（6人）	①参加数・参加率 ②児童の学習状況 ③児童の反応（教室実施中に観察）	
2	教室	受付，あいさつ，おさらいクイズ 学習② めざまし料理店のひみつ（第2話） 実習② たのしい朝ごはんパーティ（調理の一部，配膳，試食，片付け） 感想文記入，感想の発表 終わりのあいさつ	栄養教諭 管理栄養士 食生活改善推進員（6人） 管理栄養士実習生（4人）	①参加数・参加率 ②児童の学習状況 ③児童の反応（教室実施中に観察）	

②プログラム実施後の経過評価（Check）と見直し・改善（Act）	1回目教室終了後の経過評価（Check）と見直し・改善（Act）	各回終了後，スタッフと経過評価について話し合い，その結果を次に反映させたか
	全員が参加し受付が混雑した．学年が低い児童が後ろの席になり，前が見えにくいという声があった．次に向け，受付スタッフを増やすこと，席を学年別にすることを検討する．	
	2回目教室終了後の経過評価（Check）と見直し・改善（Act）	
	1人が欠席した．児童の反応もよかった．□□小学校と合同で行うことによって，交流も図れた．一方，朝食をふだんから食べている児童の参加が多かったため，2学期からは朝食欠食率の高い学年・クラスへの働きかけが必要である．	

評価（Check）

①影響評価と 結果評価	影響評価					

目標		現状値	目標値	結果	評価
行動目標	朝食を欠食する児童を減らす	25% （75/300人）	20%	22% （66/300人）	改善傾向（B）
学習目標	朝食を食べることは大切だと思う児童を増やす	70% （210/300人）	90%	95% （285/300人）	目標達成（A）
	朝食を毎日食べる自信がある児童を増やす	60% （180/300人）	70%	70% （210/300人）	目標達成（A）
環境目標	朝食を児童と一緒に食べる家庭を増やす	60% （180/300人）	70%	62% （186/300人）	現状維持（C）

結果評価

目標		現状値	目標値	結果	評価
結果目標	保健室に来る児童を減らす	33% （100/300人）	25%	30% （90/300人）	改善傾向（B）

②総括的評価

総括的評価（影響評価と結果評価を合わせた評価）

行動目標・結果目標は改善傾向，学習目標は目標達成した．

③経済評価

経済評価（費用効果）

		行動目標に対する評価	結果目標に対する評価
総費用（円）	a	50,000	50,000
対象者（人）	b	300	300
改善した対象者（人）	c	9（75人−66人）	10（100人−90人）
対象者1人あたり費用（円）	a/b	167（50,000円/300人）	167（50,000円/300人）
費用−効果比	a/c	5,556（50,000円/9人）	5,000（50,000円/10人）

④形成的評価

形成的評価（企画評価と経過評価）

食育だよりの発行や保護者会の開催など，ほぼ計画的に実行することができた．特に，朝食強化週間の実施は，習慣化が重要な低学年の保護者からの評価が高かった．計画に対する評価はよかった一方，一部の教職員に負担がかかっていたという声があった．

⑤総合的評価

総合的評価（形成的評価と総括的評価，および経済評価）

朝食欠食に対する課題に対して，改善の方向性がみられたが，教職員への負担や費用の面で課題が残った．

見直し・改善（Act）

①成果報告

校内での報告：職員会議での報告および報告書の回覧
保護者への報告：食育だよりを通じて，年間の取組の内容を報告
町の食育推進会議での報告：報告書を配布するとともに，会議にて報告
社会への発信：学会や研究会を通して，実施内容を得られた結果とともに報告

**②総合的評価および
成果報告のフィー
ドバックからの見
直し・改善**

朝食欠食率は目標に達しなかったが，学習目標では目標達成がみられ，年間計画の内容は適切であったと考えられる．また，保護者からの評価も高かった．さらに，町の管理栄養士および他校の教職員からも，次年度も一緒に実施したいとの希望が出された．今年度実施した内容を引き続き実施する方向で，見直しと改善を次のように行う．
● 教職員の負担減のために，朝食強化週間を，2か月に1回とする．
● 8月の朝食教室参加者の評価は高かったが，朝食を欠食している児童の参加が少なかった．地域や他校との共同開催は続けたいが，食育イベントのような多くの人が参加する方法も視野に，内容を再検討する余地がある．
● 全体として，児童や保護者からの評価は高かったが，総費用を抑える方法を検討する必要がある．
● 養護教諭と連携し，午前中に保健室に来る児童へ個別に栄養相談を行う方法も検討する必要がある．

付録

［プログラム作成の背景と工夫］

	項目	背景と工夫（太字は活用した理論など）
計画 (Plan)	目標設定	養護教諭が保健室に来る児童の多くが朝食を欠食していることを課題としてとらえていたことから，児童対象のプログラムでは，行動目標をプログラムの最終目標とする場合もあるが，本プログラムでは，結果目標を設定した．また，児童を取り巻く環境として，家庭での目標（共食）を環境目標として設定した．
	年間計画	学童期のライフステージと小学校という場をふまえて，以下の工夫を行った．学校全体として取り組むため，計画は校内の食育推進委員会で立てた．

取組	プログラム内容での工夫
校長のリーダーシップによるチーム学校としての食育推進	校長による全校児童に対する朝礼での講話 養護教諭との連携 各クラス担任による朝食強化週間の実施
地域・家庭との連携	地域：食育推進会議を活用した8月の朝食教室の開催 家庭：食育だより（毎月）の発行，保護者会の開催と朝食レシピ集の配布
児童の行動変容の準備性を高める取組	**セルフコントロール**と**自己効力感（セルフ・エフィカシー）**を高めることをねらった**セルフモニタリング**の実施 賞（**正の強化**）を設定したコンテストの実施

	項目	背景と工夫（太字は活用した理論など）
実施 (Do)	8月の朝食教室の計画	栄養教諭が町の食育推進会議のメンバーであるということを活用し，夏休みに他校と共同で朝食教室を企画した．ここでは，実践的な内容に加え，児童が関心を持って取り組むよう，バイキング形式を取り入れた．
評価 (Check)	経済評価	今回，結果目標を設定したが，児童を対象とした栄養教育では，行動目標を最終目標にすることも多いこと，また，今回の課題は，「朝食欠食」であったことから，行動目標についても，経済評価を行った．
改善・見直し (Act)	成果報告	小学校における栄養教育では，学校全体として取り組むこと，地域・家庭と連携して取り組むことが重要視されているため，校内のほか，町の食育推進会議や保護者に向けて成果の発信を行った．

付録

演習3の解答例　大学生を対象とした朝食摂取推進プログラム

対象者の環境・背景	○○市（人口10万人）にある保健学系の私立大学で，管理栄養士養成課程を有する． 在籍者数は2,000人であり，県外出身者は約40%，一人暮らしの者は約60%． 最寄りの駅からスクールバスで約20分の場所に位置し，近隣に飲食店やスーパーマーケット，コンビニエンスストアはない． 学生食堂は昼食のみの営業で利用者は全学生の約60%，弁当持参者は約30%，学内売店利用者は約10%． 大学側は学生食堂での健康的なメニューの提供を希望する一方，学生食堂側は予算の関係で健康的なメニューや朝食提供は難しいと考えている．

計画（Plan）

		評価（Check）
①アセスメント **主観的情報** →	大学健康管理委員会→保健学系の大学であるにもかかわらず，学生食堂のメニューがあまり健康的とはいえず，営業時間も限られている． 学生食堂→健康的なメニューは価格設定が高くなり，提供の実現は難しい．営業時間は昼のみである．	**企画評価** 課題抽出に必要な情報は得られたか
客観的情報 →	調査データ→BMI 25.0 kg/m² 以上：男子30%，女子10%，BMI 18.5 kg/m² 未満：男子10%，女子30%（適正体重の者：全体60%，男子60%，女子60%）．ふだん朝食をほとんど食べない（朝食欠食者）：全体30%，男子35%，女子25%．朝食欠食者全体の朝食摂取に対する準備性：前熟考期30%，熟考期60%，準備期10%，朝食欠食者の朝食摂取の自己効力感がある：10%（健康診断結果）．昼食：食堂利用60%，売店利用10%．平均食費：自宅通学生10万円/年，学寮生23万円/年，下宿生27万円/年（大学広報の調査）．	

②課題抽出	プリシード・プロシードモデルの枠組みを用いて課題抽出した 課題1　健康状態：男子の肥満，女子のやせが多い 課題2　行動とライフスタイル：男女とも朝食欠食者が多い 課題3　準備要因：朝食欠食者の過半数は熟考期であり，まったくの無関心ではない．しかし，朝食を摂取する自己効力感がある者は男女とも10%だった 課題4　強化要因：非自宅生は1日2.5食とすると約300円/食で，食費への金銭的支援は十分でないと考えられる 課題5　実現要因：学生食堂は昼食時のみ，学内売店の営業時間は11〜17時で，食物へのアクセス性が低い	課題抽出は適切か

③優先課題決定	実施可能性：朝食欠食者は朝食摂取に対して，熟考期であることから，まったく関心がないわけではないことがわかる．自己効力感を高める取組により，準備性は高まる可能性がある． 重要性：朝食の欠食は，肥満にも関連する可能性があることから，朝食欠食者を対象者にする重要性は高い． 優先課題：対象者の朝食摂取．	優先課題決定方法は適切か

④目標設定					目標設定は適切か 評価指標は設定したか
	目標の種類	目標 評価指標	現状値 （該当人数/母数）	目標値	
	結果目標	適正体重（BMI 18.5〜25.0 kg/m²）の者を増やす 評価指標：健康診断結果	60%（1,200/2,000人）	65%	
	行動目標	朝食欠食者を減らす 評価指標：健康診断で「ふだん朝食をほとんど食べない」と回答する者	30%（600/2,000人）	20%	
	学習目標	朝食を摂取することへの自己効力感がある者を増やす 評価指標：事前調査時に「朝食を食べることができる」と回答する朝食欠食者	10%（60/600人）	25%	

付録

	環境目標	学生が朝食を購入または喫食できる場所を学内に増やす 評価指標：学生食堂または学内売店での朝食提供を確認	0か所	1か所	評価の基準は設定したか

評価の基準：各目標，目標達成の場合A，現状値±5%以上の改善の場合（改善傾向）B，±5%未満の改善の場合（現状維持）C，悪化した場合D

⬇

⑤年間計画作成				関係者と話し合い，目標に向けて，実施可能性のある計画を立てられたか

月	内容		備考
2月	次年度の年間計画の作成		関係団体や組織：大学総務，学生食堂委託業者，学内売店業者，大学健康管理委員会，関係教員，管理栄養士養成課程の学生
4月	健康診断および調査の実施 「朝食会」メンバーの呼びかけ，「朝食会」の設立		
5月	［情報へのアクセス］	［食物へのアクセス］ 学園祭における「朝食会」メンバーによる朝食販売	「朝食会」のSNS登録を呼びかける
6月	SNSによる「朝食会」情報発信	◇◇パン㈱の提供による，1限目前のパンとドリンクの無料配布	「朝食会」のSNS登録を再度呼びかけ，登録者には売店でのパン購入の50円割引券を配布することにより，インセンティブを与える
10月	「朝食会」企画：調理実習「みんなでつくろう！私の朝食」	売店8：00開店，パンなどの販売開始	
12月		「朝食会」企画：MAPづくり「朝食が食べられる店探しツアー」	印刷費など 総費用　50,000円
4月	健康診断および調査の実施		

実施（Do）	取組例：5月に実施したプログラム

①プログラムの作成と実施	プログラム名：スプリングパン祭り		年間計画の目標に向けた学習目標（ねらい）とその内容になっているか

学習目標（Why）	朝食摂取に関心をもつ者を増やす 評価指標：SNS登録者数（目標300人）	
実施目標（Why）	400食販売する	
対象者（Whom）	学園祭来場の学生	
実施時期（When）	学園祭2日間	
実施場所（Where）	大学構内	
スタッフ（支援者）（Who）	教員（管理栄養士），「朝食会」メンバー（学生ボランティア）	
実施内容（What）	「朝食会」が開発した片手で食べられる簡単な朝食（200円/食）の販売と同時に，朝食の重要性を伝え，「朝食会」のSNSへの登録を呼びかける（QRコードをつける）	
募集方法（How）	パンを包む包装紙に朝食の情報とSNS登録の情報を記載する．同じ内容のチラシもつくる	
予算（How much）	出店費用3,000円×2日，食材費40,000円，包装紙印刷12,000円など	

回	教材	内容	スタッフ	経過評価の方法	経過評価の方法がプログラムに含まれているか
1	チラシによる情報提供	パンを用いた朝食を2品販売，チラシと包装紙で情報提供をする	教員（管理栄養士），「朝食会」メンバー	メニューの販売数 チラシの配布数 SNSの登録数	

②プログラム実施後の経過評価（Check）と見直し・改善（Act）	経過評価（Check）と見直し・改善（Act） 2日間で400食を完売した．チラシも400枚配布した．しかし，SNS登録者は200人にとどまり，目標に達しなかった．登録者が朝食欠食者であるかどうかが不明なため，SNSを通して調査し，次回のSNS呼びかけ（6月）では，朝食欠食者に向けて強力にアピールする必要がある．	各回終了後，スタッフと経過評価について話し合い，その結果を次に反映させたか

評価（Check）

| ①影響評価と結果評価 | 影響評価 |

影響評価

目標		現状値	目標値	結果	評価
行動目標	朝食欠食者を減らす 評価指標：健康診断で「ふだん朝食をほとんど食べない」と回答する者	30% （600/2,000人）	20%	25% （500/2,000人）	改善傾向（B）
学習目標	朝食を摂取することへの自己効力感がある者を増やす 評価指標：事前調査時に「朝食を食べることができる」と回答する朝食欠食者	10% （60/600人）	25%	20% （120/600人）	改善傾向（B）
環境目標	学生が朝食を購入または喫食できる場所を学内に増やす 評価指標：学生食堂または学内売店での朝食提供を確認	0か所	1か所	1か所（売店）	目標達成（A）

結果評価

目標		現状値	目標値	結果	評価
結果目標	適正体重（BMI 18.5〜25.0 kg/m^2）の者を増やす 評価指標：健康診断結果	60% （1,200/2,000人）	65%	61% （1,220/2,000人）	現状維持（C）

②総括的評価

総括的評価（影響評価と結果評価を合わせた評価）

結果目標は現状維持，行動目標・学習目標は改善傾向，環境目標は目標達成した．

③経済評価

経済評価（費用効果）

		行動目標に対する評価	結果目標に対する評価
総費用（円）	a	50,000	50,000
対象者（人）	b	2,000	2,000
改善した対象者（人）	c	100（600人−500人）	20（1,220人−1,200人）
対象者1人あたり費用（円）	a/b	25（50,000円/2,000人）	25（50,000円/2,000人）
費用−効果比	a/c	500（50,000円/100人）	2,500（50,000円/20人）

④形成的評価

形成的評価（企画評価と経過評価）

大学関係者だけでなく，学生ボランティアとともに企画することで，SNSの活用など，大学生の特徴を活かした計画が立てられた．学生食堂での朝食提供の案も出たが，人件費などの費用の側面から実施できなかった．一方で，学内売店の利用者が少なかったことから，売店での朝食販売の計画を立てた．結果，売店の売上にもつながり，売店運営会社にとってもよかった．

⑤総合的評価

総合的評価（形成的評価と総括的評価，および経済評価）

自己効力感の向上と朝食欠食の改善は，学内売店での朝食提供ができたことによると考えるが，栄養バランスのとれた朝食の提供かどうかという課題が残った．今回，売店で朝食販売を開始するということで，6月のプログラム実施日に◇◇パン㈱によるパンの無料提供があったおかげで，予算の範囲内で実施できた．

見直し・改善（Act）

①成果報告

授業内での報告：「朝食会」メンバーが実施成果を発表する．
学生食堂および売店での報告：成果の概略を掲示する．
大学健康管理委員会への報告：実施報告書を提出し，フィードバックを受ける．
社会への発信：地元の新聞で発信，成果を学会または論文で発表する．

②総合的評価および成果報告のフィードバックからの見直し・改善

環境目標は目標達成できたが，行動目標と学習目標は改善傾向であったことから，一定の効果が得られたと評価できる．ただし，学内売店で販売されるパンは菓子パンが中心であるため，栄養バランスの面からは，学生食堂での朝食提供，もしくは売店で販売する食品の種類を今後検討していく必要がある．プログラム1年目ということもあり，朝食摂取に関する情報提供に焦点をあてたが，今度は適正体重に関する情報提供も必要である．
評価時期が翌年4月のため，大学全体の評価はできるが，評価対象にプログラムを受けた4年生が含まれず，プログラムを受けていない新1年生が含まれることになるため，過小評価となる可能性がある．プログラムを受けた学年に絞った目標設定と評価も必要である．

付録

［プログラム作成の背景と工夫］

	項目	背景と工夫（太字は活用した理論など）
計画（Plan）	年間計画	大学生を対象としたため，**ピアサポート**の観点から学生ボランティアを募り，大学生のアイディアを取り入れた．関心の高い学生をボランティアにすることで，その行動を広めることをねらった（**イノベーション普及理論，イノベーター〈革新的採用者〉**）．たとえば，SNSを活用した情報へのアクセスを取り入れたのは，その一例である．食物へのアクセスから情報へのアクセスへ発展する，「朝食会」企画のMAPづくり「朝食が食べられる店探しツアー」も，学生のアイディアである． 学内売店の利用者が少ないことに目をつけ，まずは，売店でパンの販売をすることにした．売店でのパン販売が決まったことから，納入業者に宣伝としての無料配布を交渉し，成立・実施した（**イノベーション普及理論，試用可能性**）．
実施（Do）	◇◇パン㈱の提供による1限目にパンとドリンクの無料配布	希望者や朝食欠食者などでなく，デフォルトとして全員に朝食を提供することにより，多くの学生が朝食摂取できる企画を取り入れた．同時に，SNSの登録を呼びかけ，翌週からの学内売店でのパン購入の割引券を**インセンティブ**として配布した（**ナッジ**）．
評価（Check）	経過評価	SNSを用いたことで，登録者数やフォロワー数を，経過評価の指標とすることができた．
	影響評価と結果評価	健康診断の機会を活用して，アセスメントと評価を行うことができた．
見直し・改善（Act）	成果報告	学生が授業内で成果を発表し，地元新聞の取材を受けたことで，学生自身の意識の向上とモチベーションの維持になった．

付録

索　引

（　）内の語は直前の語と同義である場合を示す.

中山書店の出版物に関する情報は，小社サポートページを
御覧ください．
https://www.nakayamashoten.jp/support.html

Visual栄養学テキストシリーズ

えいようきょういくろん　だい　はん
栄養教育論　第2版

2020 年 3 月 30 日　初　版第 1 刷発行
2022 年 4 月 5 日　第 2 版第 1 刷発行Ⓒ〔検印省略〕

つ だ きんすけ　　ふし き　　とおる　　ほん だ けい こ
監　修………津田謹輔・伏木　亨・本田佳子
なが い なる み　　あかまつり え
編　集………永井成美・赤松利恵

発行者………平田　直
発行所………株式会社 中山書店
　　　　　　〒 112-0006　東京都文京区小日向 4-2-6
　　　　　　TEL 03-3813-1100（代表）　振替 00130-5-196565
　　　　　　https://www.nakayamashoten.jp/

装　丁………株式会社プレゼンツ

印刷・製本……株式会社 真興社

ISBN 978-4-521-74293-9
Published by Nakayama Shoten Co., Ltd.　　　　　　　　Printed in Japan
落丁・乱丁の場合はお取り替えいたします．

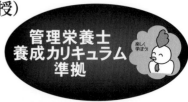
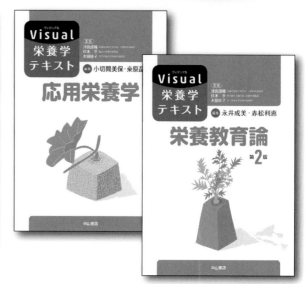